Leitzmann/Dittrich

Ihr Einkaufsführer
Bioaktive Substanzen – Pflanzenpower für das Immunsystem

Prof. Dr. rer. nat. Claus Leitzmann
Dipl. oec. troph. Kathi Dittrich

Ihr Einkaufsführer: Bioaktive Substanzen – Pflanzenpower für das Immunsystem

Haug

Bibliografische Information der Deutschen Bibliothek
Die Deutsche Bibliothek verzeichnet diese Publikation in der Deutschen Nationalbibliografie; detaillierte bibliografische Daten sind im Internet über http://dnb.ddb.de abrufbar

Oswald-Hesse-Straße 50, 70469 Stuttgart

Wenn Sie Fragen oder Anregungen zu diesem Buch haben, schreiben Sie uns oder besuchen Sie uns im Internet unter
www.haug-gesundheit.de

Programmplanung: Dr. Elvira Weißmann-Orzlowski
Bearbeitung: Susanne Arnold
Umschlaggestaltung: CYCLUS · Visuelle Kommunikation, Stuttgart
Umschlagfoto: Mauritius
Satz: Fotosatz H. Buck, Kumhausen
Druck und Verarbeitung: Druckhaus Beltz, Hemsbach

ISBN 3-8304-2104-4 1 2 3 4 5

Inhalt

Vorwort

Liebe Leserin, lieber Leser
Bioaktive Substanzen sind Inhaltsstoffe unserer pflanzlichen Lebensmittel, die wesentlich zur Erhaltung der Gesundheit, zur Linderung von Krankheiten und zu größerer Leistungsfähigkeit beitragen können. Zu diesen Inhaltsstoffen zählen die vielfältigen Geschmacks-, Aroma- und Duftstoffe sowie die Farbstoffe, die Pflanzen für ihre verschiedenen Aufgaben benötigen. Da sich der Mensch und seine frühen Vorfahren seit vielen Millionen Jahren überwiegend von Pflanzen und ihren Früchten ernährt haben, nutzt unser Stoffwechsel diese Substanzen – ähnlich wie die Pflanzen – zur Stärkung der Widerstandskraft gegen Krankheitserreger und andere schädliche Einflüsse.

So sind unter anderem die günstigen Wirkungen auf Blutdruck, Blutzucker, Cholesterin und Verdauung bekannt. Außerdem wirken die Substanzen entzündungshemmend, verbessern die Fließeigenschaften des Blutes und senken das Risiko, an Krebs zu erkranken.

Um genügend sekundäre Pflanzenstoffe mit der Nahrung aufzunehmen, sollten Sie täglich reichlich frisches Obst und Gemüse essen – auch als Rohkost. Außerdem sind diese gesundheitsfördernden Substanzen auch in Vollkornprodukten, Hülsenfrüchten sowie Nüssen enthalten.

In diesem Einkaufsführer finden Sie eine Beschreibung der einzelnen sekundären Pflanzenstoffe sowie ihre jeweilige Wirkung. Zusätzlich werden eine Vielzahl von Lebensmitteln dargestellt mit ihrem speziellen Gehalt an sekundären Pflanzenstoffen sowie Tipps zu Einkauf, Lagerung und Zubereitung. Vorschläge für Mahlzeiten erleichtern es Ihnen, sich optimal mit den gesundheitsfördernden Stoffen zu versorgen.

Ferner finden sich Hinweise, wie und wo Lebensmittel mit hohen Gehalten an bioaktiven Substanzen am besten eingekauft werden können.

Wir wünschen Ihnen eine interessante Zeit beim Lesen des Buches, welches als Nachschlagewerk stets in der Nähe Ihres Einkaufzettels liegen sollte.

Viel Spaß beim Lesen, Studieren und Probieren.

Prof. Dr. rer. nat. **Claus Leitzmann**
Dipl. oec. troph. **Kathi Dittrich**

Nahrung als Medizin

Kleine Mengen – große Wirkung

Das köstlich fruchtige Aroma einer Erdbeere, die leuchtend orange Farbe einer Kürbisfrucht oder der würzige Duft von Basilikum – die Natur hält viele Anreize bereit, um uns eine gesunde Ernährung schmackhaft zu machen. Dabei sind die Duft- und Farbstoffe weit mehr als nur eine Augen- und Gaumenweide. Ebenso wie viele weitere Pflanzenstoffe nutzen sie auch unserer Gesundheit. Wissenschaftler haben in den letzten Jahrzehnten entdeckt, dass viele der in Pflanzen enthaltenen Stoffe einen wichtigen Schutz vor zahlreichen Erkrankungen – wie Krebs und Herzinfarkt – darstellen. Sie sind zwar nicht lebensnotwendig wie Vitamine und einige Mineralstoffe, sie tragen jedoch wesentlich dazu bei, dass wir nicht so schnell krank werden. Die Pflanzenstoffe verhindern, dass sich krebserregende Substanzen in unserem Körper bilden, sie erschweren die Ansiedelung von unerwünschten Bakterien, sie beeinflussen unser Immunsystem, sie senken den Cholesterinspiegel und schützen vor Arteriosklerose (siehe Abb. 1). Auch Mediziner haben die gesunderhaltende Wirkung dieser Pflanzenstoffe längst entdeckt und setzen sie in isolierter Form als Medikamente ein, beispielsweise zum Schutz vor Herzinfarkt.

Zahlreiche Studien mit großen Bevölkerungsgruppen kommen einheitlich zu dem Ergebnis: Menschen, die viele pflanzliche Lebensmittel wie Gemüse, Obst, Hülsenfrüchte und Getreide auf dem Speiseplan stehen haben, erkranken seltener an den typischen Zivilisationserkrankungen. Die Wirkungen werden auf die so genannten sekundären Pflanzenstoffe zurückgeführt.

Wissenschaftliche Untersuchungen zeigen jedoch auch, dass es auf die richtige Mischung und die harmonische Gesamtheit der aufgenommenen gesundheitsfördernden Substanzen ankommt. Eine vollwertige Ernährung mit einer möglichst breiten Palette pflanzlicher Lebensmittel ist am besten geeignet, uns optimal mit sekundären Pflanzenstoffen zu versorgen.

	Bioaktive Substanzen	beugen Krebs vor	unterdrücken Bakterien, Viren und Pilze	verhindern schädliche Oxidationen	beugen Blutgerinnseln vor	stärken das Abwehrsystem	hemmen Entzündungen	regulieren den Blutdruck	senken den Cholesterinspiegel	normalisieren den Blutzuckerspiegel	fördern die Verdauung
Sekundäre Pflanzenstoffe	Carotinoide	●		●		●					
	Phytosterine	●							●		
	Saponine	●	●			●			●		
	Glukosinolate	●	●						●		
	Polyphenole	●	●	●	●	●	●	●		●	
	Protease-Inhibitoren	●		●						●	
	Terpene	●									
	Phytoöstrogene	●		●							
	Sulfide	●	●	●	●	●	●	●	●		●
	Phytinsäure	●		●		●			●	●	
Ballaststoffe		●				●			●	●	●
Substanzen in fermentierten Lebensmitteln		●	●			●			●		

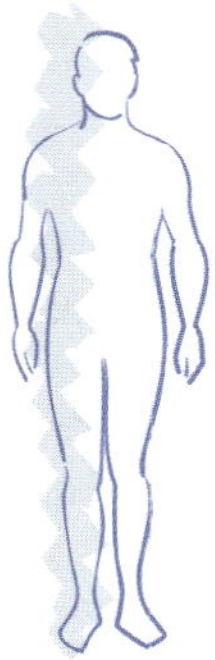

Abb. 1: Bioaktive Substanzen und ihre Wirkung

Von wegen sekundär!

Experten schätzen, dass es zwischen 60 000–100 000 verschiedene Substanzen in Pflanzen gibt. Den Zusatz »sekundär« erhalten diejenigen Stoffe, die im sekundären Stoffwechsel der Pflanze gebildet werden. Der primäre Stoffwechsel dagegen dient den Pflanzen zum Aufbau organischer Substanzen in Form von Kohlenhydraten, Fett und Protein. Nur die wenigsten der sekundären Pflanzenstoffe sind bisher erforscht, und nicht alle sind für den Menschen gesund. So zählt auch Blausäure aus bestimmten Hülsenfrüchten und Solanin aus grünen Kartoffeln zu dieser Stoffgruppe.

Der Mensch hat jedoch im Laufe seiner Entwicklungsgeschichte gelernt, mit den giftigen Stoffen umzugehen: Er lässt giftige Beeren am Baum hängen oder verzehrt Hülsenfrüchte nur erhitzt, wodurch die schädlichen Substanzen größtenteils zerstört werden. Ernährungswissenschaftler gehen heute davon aus, dass die Summe der Stoffe in Pflanzen, die wir verzehren, für unsere Gesundheit förderlich ist.

Diese Stoffe hat die Natur jedoch nicht zum Wohlbefinden des Menschen hervorgebracht, sondern zum Schutz der Pflanzen selbst. Leuchtende Farben von Beeren beispielsweise locken Vögel an, die zur Verbreitung der Samen beitragen. Leicht bittere Saponine schützen die Blätter vor Insektenfraß. Wie so oft in der Natur ist alles fein aufeinander abgestimmt – was die Pflanze schützt, nützt gleichzeitig dem Menschen. Denn oft haben die Pflanzen mit den gleichen Problemen zu kämpfen wie wir: Bakterien, Sonnenlicht und reaktionsfreudiger Sauerstoff.

Zusammen sind sie bioaktiv

Neben den sekundären Pflanzenstoffen haben Lebensmittel noch eine Reihe weiterer gesundheitsfördernder Verbindungen in petto: Ballaststoffe und Substanzen in fermentierten

Lebensmitteln. Alle Stoffe zusammen zählen zu den bioaktiven Substanzen, die einen wichtigen Einfluss auf die Gesunderhaltung unseres Organismus haben. Ballaststoffe finden sich in allen pflanzlichen Lebensmitteln, von Obst über Gemüse bis zu Vollkorngetreide, Nüssen und Samen. Sie geben als Faserstoffe der Zellwand Stabilität oder schützen als Pflanzengummis die Zelle vor Verletzungen.

Ballaststoffe können von den menschlichen Verdauungsenzymen nicht abgebaut werden. Dennoch sind sie weder überflüssig oder gar Ballast, wie man früher glaubte. Vielmehr haben sie ihren Hauptauftritt im Dickdarm, wo sie unter anderem vor Verstopfung, Dickdarmkrebs, Herzinfarkt und Diabetes mellitus Typ 2 schützen.

Als fermentierte Lebensmittel kommen hierzulande überwiegend Joghurt und andere Sauermilchprodukte sowie Sauerkraut auf den Tisch. In Asien sind zudem fermentierte Sojabohnen, Möhren, Kohl, Gurken und Rettich überaus beliebt. In den milchsauer vergorenen Lebensmitteln sind es vor allem die Milchsäurebakterien selbst, die einen schützenden Effekt haben. Studien haben ergeben, dass sie den Cholesterinspiegel im Blut senken, Dickdarmkrebs vorbeugen und das Immunsystem anregen können.

Dieses gesundheitsfördernde Potenzial in Nahrungsmitteln sollten wir uns nicht entgehen lassen (siehe Tab. 1). Außerdem: frisches, sonnengereiftes Gemüse und Obst sowie Naturjoghurt schmecken einfach lecker und sind viel preiswerter als Medikamente.

Gesundheit schützen mit Pflanzenkraft

Tab. 1: Sekundäre Pflanzenstoffe beugen vor

Schutz vor Krebs	Glukosinolate in Kohlgemüse, Phytoöstrogene in Sojabohnen
Schutz vor Arteriosklerose	Phytosterine in Sesam, Polyphenole in rot-blauen Beeren
Schutz vor Freien Radikalen	Beta-Carotin aus Möhren und Kürbis
Schutz vor Krankheitserregern	Sulfide in Zwiebeln und Knoblauch, Flavonoide in Preiselbeeren
Stärkung der Abwehrkräfte	Saponine aus Hülsenfrüchten

Soja & Co. gegen Krebs

Brust- und Gebärmutterschleimhautkrebs zählen zu den häufigsten Krebserkrankungen bei europäischen Frauen. Ganz anders sieht dies in Japan und China aus. Die beiden hormonabhängigen Krebsarten kommen dort sehr viel seltener vor. Wissenschaftler machen die andere Ernährung in Asien, insbesondere den hohen Anteil an Sojaprodukten, dafür verantwortlich. Sojabohnensprossen, Tofu (eine Art Sojaquark) und Tempeh (fermentierte Sojabohnen) kommen dort fast täglich auf den Tisch. Die in den Bohnen enthaltenen Phytoöstrogene beeinflussen vermutlich den Hormonstoffwechsel und die Hormonproduktion. Sie blockieren die Wirkung des weiblichen Geschlechtshormons Östrogen, so dass die Konzentration an freien Östrogenen im Blut sinkt. Ein erhöhter Östrogenspiegel gilt als Risikofaktor für Brustkrebs. Auch Männern bekommt die Anti-Hormonwirkung der Sojabohnen offensichtlich gut: Prostatakrebs tritt in vielen asiatischen Ländern deutlich seltener auf als bei uns.

Sojaprodukte sind nur eines von vielen Beispielen für die krebsschützende Wirkung von sekundären Pflanzenstoffen.

Sie greifen in die unterschiedlichsten Phasen der Krebsentwicklung ein (siehe Abb. 2). Einige Substanzen, wie die Phenolsäuren, die in praktisch allen Gemüsearten vorkommen, verhindern, dass sich Krebs erregende Stoffe wie Nitrosamine bilden. Andere Substanzen, beispielsweise die Ellagsäure aus Nüssen, binden kanzerogene polyzyklische Kohlenwasserstoffe, so dass diese weniger Schaden anrichten können. Auch Freie Radikale, beispielsweise aus Tabakrauch, Alkohol oder Ozon, werden von sekundären Pflanzenstoffen unschädlich gemacht. Die reaktiven Sauerstoffverbindungen können unsere Erbsubstanz schädigen und damit eine Krebserkrankung auslösen. Sekundäre Pflanzenstoffe wie Beta-Carotin aus gelbem und grünem Gemüse, Lykopin aus Tomaten, Sulfide aus Zwiebelgewächsen oder Phytosterine aus Samen fungieren als effektive Radikalfänger und schützen so Zellwände und Erbsubstanz vor oxidativen Schäden.

Manche Pflanzenstoffe werden in unserem Verdauungstrakt nicht oder nur geringfügig abgebaut und gelangen na-

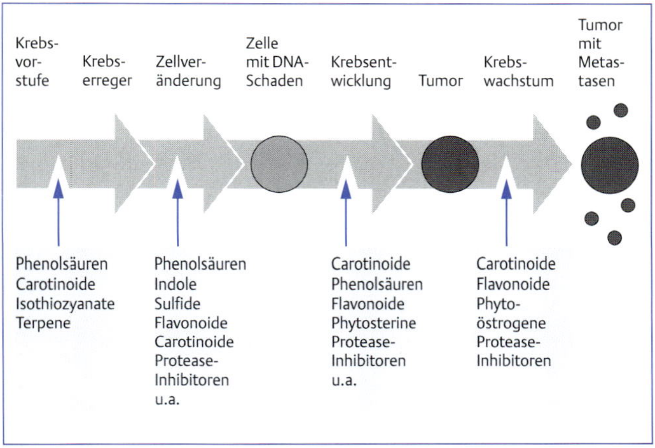

Abb. 2: Sekundäre Pflanzenstoffe verhindern die Krebsentwicklung

hezu unverdaut in den Dickdarm. Hierzu zählen beispielsweise Phytosterine aus Samen sowie Saponine und Protease-Inhibitoren aus Hülsenfrüchten. Im Dickdarm können sie ihre krebshemmende Wirkung ungestört entfalten. Daher schützen sie besonders vor Dickdarmkrebs, der in Deutschland zu den häufigsten Krebsarten zählt. In Reagenzglasversuchen hemmen Phytosterine das Wachstum von Dickdarmzellen, so dass mehr Zeit für die Reparatur von Erbgut-Schäden zur Verfügung steht. Auch Saponine können das Wachstum bestimmter Tumorzellen verlangsamen. Zusätzlich fangen sie im Dickdarm sekundäre Gallensäuren ab, die als Krebsförderer gelten.

Sekundäre Pflanzenstoffe können also durch viele unterschiedliche Mechanismen eine Krebsentstehung verhindern. Sie stellen besonders vor weit verbreiteten Tumorarten wie Dickdarm-, Lungen-, Brust- und Magenkrebs einen wirksamen Schutz dar. Das Deutsche Krebsforschungszentrum in Heidelberg empfiehlt daher zur Vorbeugung eine Kost, die reich an Obst, Gemüse, Vollkornprodukten, pflanzlichen Ölen sowie Nüssen und Samen ist. Durch eine gesündere Ernährungs- und Lebensweise könnte die Krebssterblichkeit um zwei Drittel gesenkt werden, schätzen Experten.

Gut fürs Herz

Bevor es zu einem Herzinfarkt oder Schlaganfall kommt, entstehen im Körper über Jahre hinweg zahlreiche Stoffwechselstörungen. Ungünstige Blutfettwerte, ein hoher Cholesterinspiegel, verengte Blutgefäße, Bluthochdruck und Übergewicht sind Alarmzeichen, die auf ein erhöhtes Risiko hinweisen. Die meisten dieser Risikofaktoren können durch den Verzehr sekundärer Pflanzenstoffe günstig beeinflusst werden (siehe Tab. 2).

Tab. 2: Pflanzenstoffe halten Herz und Kreislauf in Schwung

Schutz vor schädlichen Gefäßveränderungen durch freie Radikale	Carotinoide, Flavonoide, Phytinsäure, Proteaseinhibitoren, Phytoöstrogene, Sulfide
Senkung des Cholesterinspiegels	Phytosterine, Saponine, Glucosinolate, Sulfide, Phytinsäure
Schutz vor Blutgerinnseln	Polyphenole, Sulfide
Regulation des Blutdrucks	Polyphenole, Sulfide

Flavonoide schützen Blutgefäße

Bereits vor etlichen Jahren stellten Wissenschaftler fest, dass Franzosen wesentlicher seltener an Herzinfarkt sterben als Engländer oder US-Amerikaner, obwohl sie ähnlich viel Fett verzehren, rauchen und Stress haben wie andere Nordeuropäer. Ein wesentlicher Unterschied ist jedoch, dass Franzosen mehr Gemüse und Obst essen und häufiger Rotwein trinken als beispielsweise die Amerikaner. Sowohl Gemüse und Obst als auch Wein, vor allem Rotwein, sind besonders reich an Flavonoiden, die effektiv vor Freien Radikalen schützen. Ein Überschuss an diesen aggressiven Sauerstoffverbindungen ist mit dafür verantwortlich, dass die Zellen der Blutgefäße geschädigt werden und sich Ablagerungen bilden können. Diese so genannten Plaques führen langfristig zu den gefürchteten Verengungen der Arterien, Arteriosklerose genannt. In der niederländischen Zutphen-Senioren-Studie und der Sieben-Länder-Studie konnten Wissenschaftler nachweisen, dass ältere Männer seltener an Herz-Kreislauferkrankungen starben, je mehr Flavonoide sie aufnahmen.

Neben den Flavonoiden schützen auch Carotinoide aus gelbem und grünem Gemüse, Sulfide aus Zwiebelgewächsen, Phytinsäure aus Getreide und Phytoöstrogene aus Hülsenfrüchten vor solchen oxidativen Veränderungen der Blutgefäße.

Tritt zusätzlich zur Arteriosklerose noch eine Störung der Blutgerinnung auf, können Blutgerinnsel die Arterien verstopfen und die Blutversorgung bricht völlig zusammen. Eine Unterversorgung von Herzmuskel oder Gehirn ist die Folge. Auch hier helfen sekundäre Pflanzenstoffe, das Schlimmste zu verhindern. Sowohl Sulfide als auch Flavonoide sind in der Lage, die Gefahr für Blutgerinnsel, auch als Thrombosen bekannt, zu senken.

Insbesondere zwei Schwefelverbindungen aus Knoblauch können die Blutgerinnungszeit herabsetzen: Allicin und Ajoen. In einer Untersuchung hatten täglich 10 Gramm frischer Knoblauch, das sind etwa 3 Zehen, einen blutverdünnenden Effekt. Eine ähnliche Wirkung zeigen auch Flavonoide, die in vielen Obst- und Gemüsearten, Rotwein sowie schwarzem und grünem Tee vorkommen.

Cholesterinspiegel und Blutdruck fest im Griff

Andere sekundäre Pflanzenstoffe können den Cholesterinspiegel im Blut senken. Hohe Cholesterinwerte sind deshalb unerwünscht, weil sich ein bestimmter Teil des Cholesterins, das so genannte LDL-Cholesterin, an geschädigte Blutgefäße anlagert. Dadurch trägt es dazu bei, dass diese schneller verstopfen. Während Saponine aus Hülsenfrüchten das Cholesterin im Verdauungstrakt binden, hemmen Phytosterine aus Pflanzenölen, Tocotrienole aus Getreide und Sulfide aus Zwiebeln und Knoblauch die körpereigene Cholesterinbildung in der Leber. Eine Kost, die reich an Gemüse, Hülsenfrüchten und naturbelassenen Pflanzenölen ist, beugt daher auf verschiedenste Art und Weise hohen Blutfettwerten und Arteriosklerose vor.

In einer holländischen Untersuchung erkrankten Teilnehmer, die viel Gemüse und Obst verzehrten sowie schwarzen Tee tranken, seltener an Herzinfarkt als andere.

Bluthochdruck – ein weiterer Risikofaktor für Herz-Kreislauferkrankungen – wird ebenfalls von sekundären Pflanzenstoffen beeinflusst. Während einige Substanzen wie das Koffein im Kaffee und Süßholzwurzel in Lakritze den Blutdruck eher steigern, wirkt sich das Adenosin in Knoblauch bei hohem Blutdruck und Durchblutungsstörungen der Extremitäten günstig aus. Menschen, die ein erhöhtes Risiko für Herz-Kreislauferkrankungen haben, sollten daher regelmäßig frischen Knoblauch verzehren.

Natürliche Bakterien- und Virenkiller

Sekundäre Pflanzenstoffe können selbst krankheitserregenden Mikroorganismen wie Bakterien oder Viren den Garaus machen. Als einer der stärksten pflanzlichen Bakterienkiller gilt Knoblauch, der lange vor Entdeckung der Antibiotika zur Behandlung von Wunden eingesetzt wurde. Die in Knoblauch enthaltene Schwefelverbindung Allicin schränkt nicht nur das Wachstum von Bakterien ein, sondern hilft auch gegen Pilze und Hefen. Die Schwefelverbindung erschwert beispielsweise im Magen das Wachstum der Nitrat reduzierenden Bakterien und verhindert so, dass sich Krebs erregende Nitrosamine bilden.

Gegen Erreger von Harnwegsinfekten helfen Isothiozyanate und Thiozyanate aus Meerrettich und Kresse. Die beiden Pflanzenstoffe werden im Körper in eine harnlösliche Verbindung umgewandelt und über die Harnwege ausgeschieden. Liegen sie in ausreichend hoher Konzentration vor, können sich Bakterien, die eine Blasenentzündung auslösen, nicht ausbreiten. Dies gelingt allerdings nur, wenn die Glukosinolate regelmäßig und vorbeugend aufgenommen werden.

Auch das Wachstum von Durchfallerregern wie *Escherichia coli* und *Salmonella typhimurium* konnte in Versuchen durch Glukosinolate gehemmt werden. Da Kresse und Meerrettich sehr scharf sind, verträgt nicht jeder größere Mengen davon. Vielversprechender zur Vorbeugung von Blasenentzündungen sind Phenolsäuren aus Moos- oder Heidelbeeren. Diese sekundären Pflanzenstoffe verändern die Bakterien so, dass sie sich nicht mehr an den Zellwänden der Harnwege anheften können. Personen, die jeden Tag 300 Milliliter Moosbeerensaft tranken, litten nur halb so häufig an Harnwegsinfekten wie eine Vergleichsgruppe.

Starke Abwehr – starke Gesundheit

Es gibt zahlreiche Hinweise dafür, dass sekundäre Pflanzenstoffe auch auf das Immunsystem wirken. So regte beispielsweise Beta-Carotin im Laborversuch die Ausschüttung des so genannten Tumor-Nekrose-Faktors von natürlichen Killerzellen an. Beide Substanzen sind an der Abtötung von Krebszellen beteiligt. Der regelmäßige Verzehr von Knoblauch mit seinen schwefelhaltigen Substanzen verstärkt ebenfalls die Aktivität der natürlichen Killerzellen. Flavonoide aus Obst und Gemüse hemmen dagegen bestimmte Immunreaktionen, was bei Allergien, die ja eine überschießende Immunreaktion darstellen, vorteilhaft sein kann. Wegen der komplexen Zusammenhänge sind allerdings weitere Forschungen nötig, um verbindliche Aussagen machen zu können.

Mittelmeerbewohner leben gesünder

Die Mittelmeerküche gilt als ausgesprochen gesund. Zahlreiche, groß angelegte Studien aus den 1950er und 1960er Jahren haben es belegt: Die Menschen in den Mittelmeerregionen sterben seltener an Herzinfarkt und leben länger. Neben dem mediterranen Lebensstil mit größerer körperlicher Aktivität, mehr Sonnenschein und dem Leben in der Großfamilie hat auch die Ernährung einiges dazu beigetragen. Besonders die damals übliche traditionelle Küche hat einen positiven Einfluss auf die Gesundheit. Sie wird heute allerdings nur noch in ländlichen Gebieten und von den ärmeren Bevölkerungsschichten praktiziert.

Grundsätzlich wird von Land zu Land natürlich verschieden gekocht, überall gibt es besondere Spezialitäten. Das Entscheidende sind jedoch fünf gemeinsame Elemente, die die mediterrane Küche länderübergreifend prägen, und die sie von der typischen mittel- und nordeuropäischen Ernährung unterscheiden:

- Gemüse und Obst kommen fast täglich und in großen Mengen auf den Tisch.
- Hochwertiges kalt gepresstes Olivenöl ist die wichtigste Fettquelle.
- Fisch und Meeresfrüchte sind bedeutende Lieferanten für Eiweiß und Omega-3-Fettsäuren.
- Kohlenhydrate (Pasta, Reis, Kartoffeln, Brot) werden ausgiebig verzehrt.
- Sogar das Glas Rotwein gehört ausdrücklich zum Essen dazu. Einigen Inhaltsstoffen des Rotweins werden Herz-Kreislauf schützende Wirkungen zugeschrieben.

In den Mittelmeerländern verzehren die Menschen reichlich Gemüse und Obst, Nüsse und Samen und – im Vergleich zu uns – wenig tierisches Fett aus Fleisch und Milchprodukten. Diese Kostform wird mit einem verringerten Risiko in Verbindung gebracht, an bestimmten Krebsarten, hohem Blutdruck, koronaren Herzkrankheiten und Diabetes zu erkranken.

Die mediterrane Kost ist wegen des hohen Gemüse- und Obstanteils reich an Vitaminen, Mineralstoffen, Ballaststoffen und sekundären Pflanzenstoffen, die eine bedeutende Rolle für den Erhalt der Gesundheit spielen. Lassen Sie doch auch einmal etwas mediterranen Flair in Ihre Küche einziehen: Würzen Sie mit reichlich Knoblauch und frischen Kräutern und essen Sie täglich eine Portion knackigen Salat mit Olivenöl und Zitronensaft oder leckerem Essig angemacht. Oder verwöhnen Sie sich mit einer Portion Vollkornspaghetti mit Sugo aus frischen Tomaten (im Winter aus Tomatenmark), gewürzt mit Knoblauch und frischem Basilikum. Oder wie wär's mit Tagliatelli mit frischem Blattspinat und Walnüssen?

Gerade im Frühjahr und Sommer können Sie mit diesen Zutaten köstliche Gerichte zaubern und Ihren Körper ausreichend mit sekundären Pflanzenstoffen versorgen.

Und ganz wichtig: Essen Sie nicht nur, um satt zu werden, sondern räumen Sie der Zubereitung und dem geselligen Essen auch einen hohen Stellenwert ein: Die Mahlzeit in geselliger Runde soll Genuss und Wohlbefinden vermitteln und Anlass zur Entspannung und sozialen Kontakten geben.

Die wichtigsten Substanzen im Überblick

Sekundäre Pflanzenstoffe gehören vielen verschiedenen chemischen Gruppen an. Im Gegensatz zu den primären Pflanzenstoffen kommen sie nur in sehr geringen Mengen vor – die tägliche Aufnahme mit einer gemischten Kost beträgt etwa 1,5 Gramm. Aufgrund ihrer chemischen Struktur und ihren funktionellen Eigenschaften lassen sich die sekundären Pflanzenstoffe in 8 Hauptgruppen unterteilen(s. Tab. 3).

Tab. 3: Vorkommen sekundärer Pflanzenstoffe in ausgewählten Lebensmitteln (nach Watzl und Leitzmann 1999)

Stoffgruppen/ Beispiele	**Kommen besonders häufig vor in:**
Carotinoide	roten und gelben Obst- und Gemüsearten
Beta-Carotin	Karotte, Spinat, Grünkohl, Aprikose, Kürbis
Alpha-Carotin	Karotte, Kürbis
Lykopin	Tomate, Guave, Wassermelone, rote Grapefruit
Lutein	Grünkohl, Spinat
Phytosterine	Sesam, Sonnenblumenkerne, natives Sojaöl
Saponine	Kichererbse, Sojabohne, grüne Bohne
Polyphenole	
Phenolsäuren	Grünkohl, Weizenvollkorn, Radieschen, Weißkohl, Kaffee
Ellagsäure	Walnuss, Pekannuss, Brombeere, Himbeere
Flavonoide	gelbe, rote, blaue Obst- und Gemüsearten, Tee
Quercetin	gelbe Zwiebel, Grünkohl, Quitte, Apfel
Anthozyane	schwarze Johannisbeere, Kirsche, Heidelbeere, Brombeere
Phytoöstrogene	tropische Hülsenfrüchte, Getreide
Genistein	Sojabohne, Miso, Tempeh, Tofu
Protease-Inhibitoren	Sojabohne, Weizen
Glukosinolate	Gartenkresse, Kohlrabi, Rosenkohl, Rotkohl, Brokkoli
Sulfide	Knoblauch, Zwiebel
Monoterpene	Orange, Weintraube, Aprikose, Kümmel

Hinzu kommen noch Ballaststoffe und Substanzen aus fermentierten Lebensmitteln, die ebenfalls vor Krebs und Herz-Kreislauf-Erkrankungen schützen.

Carotinoide

Vorkommen:
Carotinoide sind für die rote, orange oder gelbe Farbe vieler Gemüse- und Obstarten wie Möhren, Kürbis, Tomaten oder Aprikosen verantwortlich. Aber auch grünblättriges Gemüse wie Spinat, Mangold, Blattsalate und Grünkohl ist reich an Carotinoiden. Dort wird die orange-rote Farbe vom grünen Chlorophyll überdeckt.

Wirkung:
Carotinoide verhindern schädliche Oxidationen, beugen Krebs vor und modulieren das Immunsystem.

In zahlreichen Studien an Bevölkerungsgruppen haben Wissenschaftler festgestellt: Wer viel carotinoidreiches Gemüse und Obst isst, hat ein geringeres Risiko für verschiedene Tumorarten, insbesondere Lungenkrebs. Auch das Risiko von Herz-Kreislauf-Erkrankungen sinkt bei einer hohen Carotinoidaufnahme. Unabhängig von anderen Nahrungsbestandteilen reduzierte vor allem **Lykopin** aus Tomaten das Auftreten von Herzinfarkt und Prostatakrebs.

Beta-Carotin beeinflusst offenbar das Immunsystem, indem es natürliche Killerzellen und andere Schutzmechanismen stimuliert.

Durch seine antioxidative Wirkung nützen Carotinoide auch bei anderen Erkrankungen, die durch Freie Radikale hervorgerufen werden. Wissenschaftler vermuten, dass eine hohe Carotinoidzufuhr die Gefahr für die Kataraktbildung (Linsentrübung, »grauer Star«) sowie für eine Degeneration der Macula (Ort des schärfsten Sehens in der Netzhaut des Auges) verringert.

Ernährungstipp:
Wer viele Carotinoide aufnehmen will, hält sich am besten an die Ampelfarben: Rote, gelb-orange sowie grüne Gemüse- und Obstsorten sollten möglichst täglich auf den Tisch kommen. Während rote Tomaten, Guaven und Wassermelone vor allem Lykopin enthalten, weisen gelb-orange Möhren, Kürbis und Aprikosen reichlich Beta-Carotin auf. Mit grünem Gemüse wie Spinat, Grünkohl, Blattsalat und Brokkoli versorgen Sie sich zusätzlich mit Lutein. Da Beta-Carotin und Lykopin relativ hitzestabil sind, stellen auch gekochte Möhren, Kürbis und Tomaten eine gute Quelle dar. Aus erhitztem und zerkleinertem Gemüse wie Tomatenmark oder Möhrensaft sind die Carotine sogar besonders gut verfügbar. Ideal ist es, wenn Sie mit etwas Öl oder Butter zubereitet sind, weil die fettlöslichen Carotinoide dann besser vom Körper aufgenommen werden können. Möhren, Kürbis sowie Paprika eignen sich gut zum Anschmoren in Öl. Das Lutein in grünem Gemüse ist dagegen äußerst anfällig gegenüber Hitze. Luteinreiche Blattsalate kommen sowieso hauptsächlich unerhitzt auf den Tisch. Sinnvoll ist es, auch Spinat und Grünkohl ab und zu roh zu verzehren. Junger Blattspinat schmeckt mit einer Knoblauch-Vinaigrette und gebratenen Pilzen sehr gut. Fein geschnittene Grünkohlblätter lassen sich mit Apfel und einer sauren Sahnesoße kombinieren.

Phytosterine

Vorkommen:
Fast alle Pflanzen enthalten Phytosterine. Besonders reich sind fetthaltige Pflanzenteile wie Nüsse und Samen, insbesondere Sonnenblumenkerne, Sesamsaaten und natives, kalt gepresstes Sojaöl. Bei der Raffination von Öl gehen rund drei Viertel des Phytosterin-Gehalts verloren.

Wirkung:

Phytosterine beugen Krebs vor, senken den Cholesterinspiegel.

Die Cholesterin senkende Wirkung der Phytosterine ist seit über 50 Jahren bekannt. In isolierter Form werden sie daher auch in der Therapie von Hypercholesterinämie eingesetzt. Phytosterine entfalten ihre Wirkung vorwiegend im Darm. Dort hemmen sie die Absorption des Nahrungscholesterins und des über die Gallenflüssigkeit ausgeschiedenen Cholesterins. Wissenschaftler gehen davon aus, dass die Phytosterine zusammen mit dem Cholesterin auskristallisieren oder das Cholesterin bei der Fettverdauung aus den Mizellen verdrängen, wodurch die Aufnahme verringert wird. In epidemiologischen Studien ergab sich ein niedriges Risiko für Dickdarmkrebs bei einer hohen Zufuhr von Phytosterinen. Vegetarier nehmen deutlich mehr Phytosterine auf und haben ein geringeres Krebsrisiko als die Allgemeinbevölkerung.

Ernährungstipp:

Pflanzliche Öle sind gut fürs Herz. Das haben die positiven Erfahrungen mit der Mittelmeerkost mehr als bestätigt. Neben der Zusammensetzung der Fettsäuren sind es auch die Phytosterine in Ölen, die dazu beitragen, dass der Cholesterinspiegel nicht über das Ziel hinausschießt. Vor allem wenn die Pflanzenöle gleichzeitig mit cholesterinreichen Lebensmitteln wie Fleisch oder Eier aufgenommen werden, verhindern sie eine zu hohe Aufnahme von Cholesterin. Zu einer Eierspeise oder einem Fleischgericht ist also ein frischer Salat mit einer Marinade aus Essig und Soja- oder Sonnenblumenöl eine gute Ergänzung. Auch Leinöl ist ein überaus wertvolles Öl, dass zudem wichtige Omega-3-Fettsäuren enthält. Probieren Sie doch einmal das klassische Rezept: Pellkartoffeln mit Leinöl – einfach köstlich. Aufgrund des etwas strengen Eigengeschmacks wird Leinöl allerdings eher nur in kleinen Mengen eingesetzt. Voraussetzung für die gesundheitsfördernden Wirkungen ist, dass es sich um naturbelassene, also native und kalt gepresste Öle handelt. Sie sind in guter Qualität in Reformhäusern und Naturkostläden erhältlich.

Neben Pflanzenölen sind auch Samen wie Sesam, Leinsamen, und Sonnenblumenkerne eine gute Quelle für Phytosterine. Sie schmecken nicht nur im Müsli und Backwaren, sondern auch lecker im Salat oder über den Auflauf gestreut.

Saponine

Vorkommen:
Saponine kommen überwiegend in Hülsenfrüchten vor, wo sie bis zu fünf Prozent der Inhaltsstoffe ausmachen können. Weitere Quellen sind Hafer, Spargel, Spinat und einige andere Gemüsearten.

Wirkung:
Saponine wirken vorbeugend bei Krebs, insbesondere Dickdarmkrebs, senken den Cholesterinspiegel und modulieren das Immunsystem.

Da sie nur schlecht resorbiert werden können, entfalten Saponine ihre Hauptwirkung vor allem im Magen-Darm-Trakt. Im Dickdarm hemmen sie das Wachstum verschiedener Tumorzellen und binden Cholesterin.

Außerdem stimulieren Saponine im Tierversuch verschiedene Abwehrzellen des Immunsystems (beispielsweise natürliche Killerzellen, T-Lymphozyten). Leider liegen bisher keine Daten über die Wirkung der Saponine auf das Immunsystem des Menschen vor.

Ernährungstipp:
Der Star unter den saponinhaltigen Hülsenfrüchten sind Kichererbsen, gleich gefolgt von Sojabohnen. Während Kicher-

erbsen in der nordafrikanischen Küche verbreitet sind, beispielsweise als Falafeln (frittierte Kichererbsenbällchen) oder in der Soße zu Cous-Cous, kommen Sojabohnen als Sprossen, Tofu oder Tempeh in asiatischen Haushalten öfter auf den Tisch. Beide Hülsenfrüchte schmecken aber auch in ganz normalen Suppen und Eintöpfen sehr lecker. Dicke Bohnen und Linsen enthalten zwar weniger Saponine, sind aber dennoch gute Quellen für den sekundären Pflanzenstoff. Außer zu Suppe lassen sie sich auch in gekochter oder gekeimter Form zu Salaten und Aufläufen verarbeiten. Damit sich die Kochzeit reduziert, sollten Sie Sojabohnen bzw. die verwandten Mungobohnen, weiße Bohnen und Kichererbsen vorher mindestens 8 Stunden in reichlich Wasser einweichen. Hilfreich ist es auch, die Hülsenfrüchte ohne Salz und in weichem Wasser zu kochen.

Polyphenole

Vorkommen:
Zu den Polyphenolen zählen verschiedene Stoffgruppen, die alle auf einer ähnlichen chemischen Grundstruktur basieren. Derzeit sind über 6 500 verschiedene Verbindungen bekannt. Wichtige Untergruppen sind die **Flavonoide**, die Phenolsäuren sowie die Phytoöstrogene (Lignane und Isoflavonoide). Polyphenole kommen in allen Pflanzen vor. Am häufigsten ist das Flavonoid **Quercetin**, das beispielsweise Zwiebel, Äpfel und Grünkohl gelb färbt. Die ebenfalls zu den Flavonoiden zählenden **Anthocyane** sind dagegen für die blau-violette Farbe von Auberginen, Heidelbeeren, Kirschen und roten Trauben verantwortlich. Ihnen verdankt Rotwein seinen guten Ruf, denn beim Keltern gehen sie von der Beerenhaut in den Wein über. **Phenolsäuren** wie die **Ellagsäure** oder Gerbsäuren kommen in Walnüssen, Beeren, schwarzem und grünem Tee vor. Chlorogensäure und eine ihrer Vorstufen, die

Kaffeesäure, sind vermutlich die in der Nahrung am häufigsten vorkommenden sekundären Pflanzenstoffe.

Polyphenole schützen die Pflanze vor oxidativen Schäden und sind deshalb vor allem in den Zellen der Randschichten lokalisiert. Ungeschälte Äpfel und Vollkornmehl enthalten daher deutlich mehr Polyphenole als geschälte Äpfel oder helles Mehl, bei dem die Randschichten des Korns zuvor entfernt wurden.

Wirkung:
Polyphenole beugen Krebs vor, verhindern schädliche Oxidationen, hemmen das Wachstum von Mikroorganismen und schützen Herz und Kreislauf.

Flavonoide sind vor allem für ihre positiven Wirkungen fürs Herz bekannt. Sie vermindern die Gefahr von Blutgerinnseln und eine Schädigung der Blutgefäße durch LDL-Cholesterin. In einer Studie senkte eine hohe Flavonoidaufnahme das Sterblichkeitsrisiko für Herz-Kreislauf-Erkrankungen um ein Drittel. Durch ihr antioxidatives Potenzial können sie auch vor Krebserkrankungen schützen. In grünem Tee und Beeren hemmen Flavonoide das Wachstum von Mikroorganismen. Untersuchungen zeigten zudem, dass sie das Risiko für Zahnfleischentzündungen und Harnwegsinfekte verringern.

Auch die Phenolsäuren vertreiben unerwünschte Viren und Bakterien. Dabei waren aus Beeren gewonnene Extrakte deutlich wirksamer als einzelne Phenolsäuren. Vermutlich ergänzen sich die Wirkungen verschiedener phenolischer Substanzen. Aufgrund ihrer Fähigkeit, freie Radikale zu bekämpfen, wirken sie zudem vorbeugend gegen Krebs.

Phytoöstrogene sind wegen ihrer Anti-Östrogenwirkung vor allem bei hormonbezogenen Krebsarten wie Brustkrebs, Gebärmutterschleimhaut- und Prostatakrebs günstig. Auch auf die Blutfettwerte sowie Bluthochdruck wirken sie sich regulierend aus.

Ernährungstipp:
Um die große Bandbreite der Polyphenole zu nutzen, sollten Sie möglichst die ganze Palette an pflanzlichen Lebensmitteln auftischen – von Blattgemüse über Wurzelgemüse und Kartoffeln bis zu Obst, Nüssen, Getreide und Hülsenfrüchten. Da sich die Phenolsäuren und die Flavonoide beispielsweise aus Äpfeln, Möhren, Kartoffeln und Weizen in den Randschichten der Pflanze befinden, sollte Obst und Gemüse soweit möglich mit der Schale gegessen werden. Statt weißem Mehl und hellen Backwaren sind Vollkornmehl und Vollkornbackwaren zu bevorzugen, weil dann die Randschichten mit ihren wertvollen Inhaltsstoffen erhalten bleiben. Im Weizenvollkornmehl finden sich etwa zehnmal so viele Phenolsäuren wie im Auszugsmehl der Type 405. Um keine Flavonoide zu vergeuden, sollten Sie Gemüse nicht in viel Wasser kochen, sondern besser in etwas Fett andünsten oder in ganz wenig Wasser köcheln lassen. Die Verbindung ist zwar stabil gegenüber Hitze, wird aber leicht in das Kochwasser ausgewaschen. Eine gute Möglichkeit ist auch das Kochwasser von Gemüse für Soßen oder Suppen weiterzuverwenden.

Wer immer wieder an Harnwegsinfektionen leidet, sollte es einmal mit dem Saft von Heidel-, Preisel- oder Moosbeeren versuchen, der unter anderem in Apotheken und Reformhäusern erhältlich ist. In verschiedenen Untersuchungen konnte das regelmäßige und langfristige Trinken von 300 Milliliter Beerensaft pro Tag das Auftreten von Blasenentzündungen deutlich senken. Ein anderes phenolsäurereiches Getränk ist wegen seiner vor Krebs schützenden Wirkung bekannt geworden: grüner Tee. Da der Tee aber ebenso wie schwarzer Tee anregendes Koffein enthält, wird er nicht von allen Personen gut vertragen.

Protease-Inhibitoren

Vorkommen:
Protease-Inhibitoren finden sich in allen Hülsenfrüchten, kommen aber auch in Getreide, Nüssen und Kartoffeln vor.

Wirkung:
Protease-Inhibitoren beugen Krebs vor und schützen vor oxidativen Schäden.

Da Protease-Inhibitoren Eiweiß spaltende Enzyme hemmen, galten sie lange Zeit als schädlich. Bei Ratten und Mäusen führte eine hohe Aufnahme zu Kleinwüchsigkeit; bei anderen Tierarten tritt dieser Effekt jedoch kaum auf. Beim Menschen ist die mit der üblichen Nahrung aufgenommene Menge nicht nur unproblematisch, sondern gesundheitsfördernd. Heute stufen Wissenschafter diese Verbindungen daher als nützlich ein, weil sie der Entstehung von Dickdarm-, Mundhöhlen-, Lungen-, Leber- und Speiseröhrenkrebs vorbeugen, vor Oxidationen schützen und Entzündungen hemmen können.

Ernährungstipp:
Wer Protease-Inhibitoren aufnehmen will, kommt an Hülsenfrüchten nicht vorbei. Linsensuppe und Bohneneintopf vor allem aus Sojabohnen sind gute Quellen. Auch Sprossen aus Soja- und Mungobohnen enthalten die dem Krebs vorbeugenden Pflanzenstoffe. Sie lassen sich auch im Haushalt ganz einfach selbst ziehen: Drei Esslöffel Mungobohnen in 500 Milliliter Wasser in einem großen Einmachglas auf der Fensterbank ca. 12 Stunden einweichen, danach das Wasser abgießen. Anschließend jeden Tag 1–2-mal in einem Sieb abwaschen und wieder ins Glas geben. Nach 3–4 Tagen sind zarte Wurzeln gewachsen und die Sprossen können im Salat oder Gemüsegericht genossen werden. Übrigens zählen auch Erdnüsse zu den Hülsenfrüchten: Sie schmecken gut in asiatischen Ge-

richten, Plätzchen und Kuchen, aber auch als Erdnussmus aufs Brot.

Glukosinolate

Vorkommen:
Glukosinolate sorgen für den typischen, teilweise scharfen Geruch und Geschmack von Senf, Meerrettich, Rettich, Kresse sowie der verschiedenen Kohlarten. Etwa 120 unterschiedliche, schwefelhaltige Glukosinolate sind bekannt. Die Gartenkresse enthält mit 120 Milligramm pro 100 Gramm die größte Menge davon.

Wirkung:
Glukosinolate beugen Krebs vor und hemmen das Wachstum von Mikroorganismen.

Wirksam sind nicht die Glukosinolate selbst, sondern ihre Abbauprodukte **Isothiozyanate** (Senföle), **Thiozyanate** und **Indole.** Diese werden bei der Beschädigung des pflanzlichen Zellgewebes freigesetzt, beispielsweise beim Zerkleinern. Sie sind vermutlich für die Anti-Krebswirkung von Kohlgemüse verantwortlich. Indole aus Brokkoli, Weißkohl und Rosenkohl beeinflussten zudem in klinischen Studien den körpereigenen Östrogenstoffwechsel. Möglicherweise können sie so vor hormonabhängigen Krebsarten wie Brust-, Gebärmutterschleimhaut- und Prostatakrebs schützen.

Isothiozyanate und Thiozyanate zeigen außerdem starke antimikrobielle Aktivitäten, beispielsweise in den Harnwegen. Aus der Nahrung aufgenommene Glukosinolate werden in der Leber in eine harnlösliche Verbindung überführt, so dass die antimikrobielle Substanz hauptsächlich in den Harnwegen aktiv ist.

Verschiedene Abbauprodukte von Glukosinolaten können zur Kropfbildung beim Menschen beitragen. Sie konkurrieren mit Jod um die Einlagerung in die Schilddrüse. Steht nicht genügend Jod zur Verfügung, reagiert das Schilddrüsengewebe mit verstärktem Wachstum, dem Kropf. Bisher konnte allerdings selbst bei Menschen, die große Mengen Kohl essen, keine erhöhte Kropfentstehung beobachtet werden. Neben einer unzureichenden Jodversorgung müssten zur Erzeugung eines »Kohlkropfes« mehrere Monate lang etwa 400 g Weißkohl oder 2 kg Chinakohl oder 2,8 kg Rettich pro Tag verzehrt werden.

Ernährungstipp:
Je schärfer, desto besser. Eine ordentliche Portion Senf aufs Brot, frisch geriebener Meerrettich mit Apfel oder ein Butterbrot mit Kresse schützen vor Krebs und können Harnwegsinfekten vorbeugen. In einer Untersuchung konnten Patienten, die an Blasenentzündung litten, nach dem Verzehr von täglich etwa 30 Gramm Kresse eine deutliche Besserung spüren. Bevor Sie das nächste Mal gleich zu drastischeren Mitteln greifen, sollten Sie es erst einmal mit einem Kressesalat versuchen. Allerdings verträgt nicht jeder große Mengen von den scharfen Verbindungen, da sie die Magenschleimhaut reizen können.

Kohlrabi, Rosenkohl, Rot- und Weißkraut sind ebenfalls gute Quellen für die vor Krebs schützenden Glukosinolate. Ihre Wirkung ist am größten, wenn Kohlgemüse unerhitzt genossen werden. Kohlrabi und Weißkraut eignen sich gut für Salate. Auch Rotkraut schmeckt als Rohkost mit Orangen und Nüssen sehr lecker. In den Wintermonaten stellt zudem Sauerkraut eine gute Alternative dar. Durch die milchsaure Vergärung enthält es noch weitere Anti-Krebsstoffe. Am wirksamsten ist unerhitztes Sauerkraut, das Sie in Reformhäusern oder Naturkostläden erhalten. Mit etwas Obst, Kümmel und Sahne angemacht, schmeckt es auch als Salat hervorragend.

Sulfide

Vorkommen:
Die schwefelhaltigen Substanzen verleihen Knoblauch, Zwiebeln und anderen Liliengewächsen ihr charakteristisches Aroma.

Wirkung:
Sulfide beugen Krebs vor, verhindern Blutgerinnsel und modulieren das Immunsystem.

Epidemiologische Studien haben gezeigt, dass Griechen und Chinesen, die sich große Mengen Zwiebeln schmecken lassen, seltener an Magenkrebs erkranken.

Der häufige Verzehr von Knoblauch wirkt sich positiv auf das Dickdarmkrebsrisiko aus. Insbesondere die Abbauprodukte des **Allicin** aus Knoblauch schützen vor Krebs, indem sie im Organismus die Umwandlung von inaktiven Krebserregern in aktive Krebserreger hemmen.

Den Schutz vor Herz-Kreislauf-Erkrankungen führen Experten vor allem auf das Ajoen aus frischem Knoblauch zurück. Es hält den Blutcholesterinspiegel niedrig und verringert die Bildung von Blutgerinnseln.

Inhaltsstoffe des Knoblauchs führten in Interventionsstudien beim Menschen zu einer gesteigerten Immunantwort. Allerdings ist bislang unklar, ob diese immunmodulierende Wirkung auf die Sulfide oder andere im Knoblauch enthaltene Substanzen zurückzuführen ist.

Ernährungstipp:
Dass Zwiebeln und Knoblauch super gesund sind, ist schon seit alters her bekannt. Der griechische Geschichtsschreiber Herodot berichtet, dass die Arbeiter der Cheopspyramide regelmäßig Knoblauch, Zwiebeln und Rettich zu essen bekamen, damit sie den Knochenjob überhaupt durchhielten. Und bei der allerersten Olympiade im antiken Griechenland

soll Knoblauch sogar als »Dopingmittel« verzehrt worden sein. Von allen Zwiebelgewächsen enthält Knoblauch die höchste Konzentration an Sulfiden. Besonders wirksam ist die scharfe Knolle in unerhitzter Form. Frisch gepresster Knoblauch in Salaten, Quarkspeisen oder aufs Butterbrot sollte möglichst täglich auf den Tisch kommen. Je mehr, desto besser: In einer klinischen Untersuchung wirkte sich erst der Verzehr von sechs Knoblauchzehen pro Tag günstig auf die Fließeigenschaften des Blutes aus. Ideal ist beispielsweise Tsatsiki oder die türkische Knoblauchsoße, denn der zugesetzte Joghurt enthält weitere Krebs hemmende Substanzen und mildert etwas die Schärfe. Zu warmen Gerichten wird Knoblauch am besten erst nach dem Garen zugegeben. Wer dem intensiven Geschmack aus dem Weg gehen will und zu Knoblauchtabletten greift, muss allerdings damit rechnen, dass nur wenige Wirkstoffe enthalten sind. Denn das empfindliche Ajoen wird durch die Weiterverarbeitung weitgehend zerstört. Besser sind da Kapseln mit Knoblauchöl, die allerdings auch nicht an die frischen Knollen heranreichen.

Aber auch Zwiebeln und Lauch sind nicht zu unterschätzen, zumal man davon wesentlich größere Mengen aufnimmt. Wer es verträgt, sollte Zwiebeln auch roh genießen – im Salat, aufs Tomatenbrot oder zu mariniertem Gemüse.

Monoterpene

Vorkommen:

Monoterpene, wie **Limonen** aus Zitrusfrüchten und **Carvon** aus Kümmel, riechen aromatisch und sind die Hauptbestandteile ätherischer Öle. Sie kommen vor allem in verschiedenen Obstarten wie Südfrüchten, Weintrauben, Aprikosen sowie in Kräutern und Gewürzen vor.

Wirkung:
Monoterpene beugen Krebs vor und hemmen das Wachstum von Mikroorganismen.

Monoterpene haben sich im Tierversuch als potente Krebsbremsen erwiesen. Zum einen blockieren sie die Umwandlung von inaktiven in aktive Krebserreger. Zum anderen unterdrücken sie die Krebsentstehung, nachdem es bereits zu einer Zellschädigung gekommen ist.

Studien an Brustkrebspatientinnen haben gezeigt, dass bestimmte Monoterpene möglicherweise gezielt in das betroffene Tumorgewebe transportiert werden, da sie eine hohe Affinität zu fettreichem Gewebe aufweisen. Die krebstherapeutische Wirkung von **Limonen** und anderen Monoterpenen beim Menschen wird zur Zeit in klinischen Studien untersucht.

Bei einzelnen Monoterpenen wurden auch antimikrobielle Wirkungen nachgewiesen, beispielsweise für das **Carvacrol** aus Bohnenkraut.

Ernährungstipp:
Wer reichlich Monoterpene aufnehmen will, muss seiner Nase und seinen Geschmacksknospen folgen. Vertrauen Sie auf Ihren richtigen Riecher, denn die Krebs vorbeugenden Verbindungen finden sich vor allem in besonders aromatischem Obst, Gemüse, Kräutern und Gewürzen. Kümmel, Cumin, Lorbeerblätter und Pfefferminzblätter passen zu vielen Gerichten. Besonders die arabische Küche ist reich an diesen Gewürzen. Aber auch ganz bodenständige Sellerieknollen, frische Petersilie, Dill oder Liebstöckel sind gute Quellen für Monoterpene und verleihen Eintöpfen, Gemüseragouts und Salaten eine würzige Komponente. Lecker und gleichzeitig gesund sind auch geriebene Orangen- oder Zitronenschalen. Sie geben Quarkspeisen, Fruchtjoghurts und Kuchen eine erfrischende Note.

Ballaststoffe

Vorkommen:
Ballaststoffe finden sich in allen pflanzlichen Lebensmitteln wie Gemüse, Obst, Nüssen, Samen, Getreide und Hülsenfrüchten.

Wirkung:
Beugen Krebs vor, senken Cholesterinspiegel, vermindern das Risiko für Herzinfarkt und Diabetes Typ 2, helfen bei Verstopfung.

Zu den Ballaststoffen zählen eine Reihe unterschiedlicher Verbindungen wie Zellulose, Lignin, Pektin und Beta-Glukane. Ihnen ist gemeinsam, dass sie von den Verdauungsenzymen des Menschen nicht abgebaut werden können. Sie gelangen unverdaut in den Dickdarm, wo sie eine Reihe wichtiger Aufgaben übernehmen. Da sie sehr viel Wasser binden können, erhöhen Sie das Stuhlvolumen. Dies fördert die Darmbewegung und wirkt so einer Verstopfung entgegen. Gut untersucht ist auch ihr Einsatz gegen Dickdarmkrebs: Ballaststoffe fangen im Darm Krebs erregende Substanzen ab und fördern das Wachstum von gesunden Darmzellen. Damit sich die vor Krebs schützende Wirkung entfalten kann, ist vermutlich eine Zufuhr von täglich 30 Gramm und mehr nötig.

Ernährungstipp:
Wer reichlich Ballaststoffe aufnehmen will, sollte täglich Obst und Gemüse auf dem Speiseplan stehen haben, sowohl als Salat als auch in Gemüsegerichten, Aufläufen und Backwaren. Neben Obst und Gemüse sind Getreide und Samen wie Sesam, Leinsamen und Sonnenblumenkerne wichtige Ballaststofflieferanten. Sie enthalten größtenteils andere Ballaststoffe als Obst und Gemüse, deswegen dürfen Getreideprodukte in der täglichen Kost nicht fehlen. Da die Ballaststoffe überwiegend in den Randschichten sitzen, kommen sie

jedoch nur in Vollgetreide und Vollkornprodukten vor. Bei der Verarbeitung zu Weißmehl werden die wertvollen Randschichten entfernt. Probieren Sie doch einmal Vollkornbrot und Naturreis aus. Vollkornbrot muss nicht ganze Körner enthalten, sondern kann auch aus ganz fein vermahlenem Getreide bestehen. Wenn Sie einmal auf den Geschmack gekommen sind, werden Sie sicher auch bald Vollkornnudeln, Hirse, Maisgrieß und anderes mehr schätzen. Auch Haferflocken und Müslimischungen sind ideale Ballaststoffquellen und mit Joghurt und Obst im Handumdrehen zu einem leckeren Frühstück oder einer Zwischenmahlzeit zubereitet. Noch besser ist es, wenn Sie eine Getreidemühle besitzen und sich aus Weizen-, Roggen- und anderen Körnern jederzeit frisches Vollkornmehl mahlen können.

Substanzen in fermentierten Lebensmitteln

Vorkommen:
Milchsauer vergorene Milchprodukte, vor allem in Joghurt und in milchsaurem Gemüse wie Sauerkraut, Bohnen, Gurken u.a.

Wirkung:
Beugen Krebs vor, vertreiben unerwünschte Darmbakterien, stimulieren das Immunsystem, senken hohen Cholesterinspiegel.

Dass Joghurt und Sauermilchprodukte gesund sind, ist schon seit Jahrhunderten bekannt. Bereits Anfang des 20. Jahrhunderts vermutete der russische Nobelpreisträger Elie Metchnikoff (1845–1916), dass die hohe Lebenserwartung der Bulgaren auf den regelmäßigen Genuss von Kefir zurückzuführen sei. Den gesundheitlichen Nutzen milchsauer vergorener Produkte haben bis heute viele Studien bestätigt. Nicht nur Joghurt, Kefir und Dickmilch zählen zu den fermentierten Lebensmitteln, sondern auch milchsauer vergorene Gemüse. Bei uns ist vor allem das Sauerkraut bekannt.

Es sind vor allem die Milchsäurebakterien, denen die positiven Wirkungen zugeschrieben werden. Voraussetzung ist, dass die Bakterien lebend in den Darm gelangen. Die Schleimhaut des Darms ist zum Schutz vor Infektionen eng mit Mikroorganismen besiedelt. Diese so genannte Darmflora sorgt dafür, dass krankheitserregende Mikroorganismen nicht über die Schleimhäute des Magen-Darm-Traktes in den Körper gelangen können. Sind ausreichend Milchsäurebakterien im Darm vorhanden, haben es unerwünschte Keime schwerer, sich breit zu machen. So ergab eine klinische Studie, dass Kinder, die ein spezielles Milchsäurebakterium eingenommen hatten, seltener und weniger schwer an Durchfällen erkrankten als andere. Auch bei Personen mit einer Veranlagung zu Infektionen der Vagina konnte der Verzehr von 225 Gramm Naturjoghurt täglich das Infektionsrisiko senken. Die Milchsäurebakterien sorgen zudem im Darm für ein saures Milieu, wodurch sich weniger Krebs erregende Substanzen bilden. Einige Bakterien sind zudem in der Lage, Krebs erregende Substanzen wie Nitrit und heterozyklische Amine zu binden und so unschädlich zu machen. Durch ihren Einfluss auf die Darmflora beeinflussen Milchsäurebakterien auch das Immunsystem, denn ein wichtiger Teil unserer Abwehrkräfte wird vom Darm aus gesteuert. Nach der regelmäßigen Einnahme von Milchsäurebakterien stiegen einer Studie zufolge verschiedene Immunfaktoren an. Der positive Einfluss auf den Cholesterinspiegel wird unter anderem damit begründet, dass während der Fermentation von Milchprodukten das darin enthaltene Cholesterin teilweise abgebaut wird und dass die Bakterien Cholesterin binden können.

Ernährungstipp:
Wer die positiven Wirkungen von milchsauren Lebensmitteln nutzen will, sollte Joghurt und Sauerkraut überwiegend

unerhitzt verzehren. Denn durch Erhitzen werden die Milchsäurebakterien größtenteils abgetötet. Wichtig ist zudem, dass die Lebensmittel regelmäßig gegessen werden, damit der Darm ständig einen neuen Schub der positiven Bakterien erhält. Eine große Portion Naturjoghurt täglich, beispielsweise morgens im Müsli oder mit Obst vermischt als Nachtisch, ist daher ein guter Krebsschutz.

Andere fermentierte Milchprodukte wie Kefir, Dickmilch und Schwedenmilch enthalten zwar auch Milchsäurebakterien, die Kombination scheint aber weniger günstig als in Joghurt zu sein. So genannte probiotische Joghurts enthalten etwas höhere Mengen an aktiven Milchsäurebakterien. Doch achten Sie auch hier auf naturbelassene Produkte, denn in vielen probiotischen Joghurts und Drinks stecken reichlich Süßungsmittel, Farb- und Aromastoffe, die man besser meiden sollte.

Weitere sekundäre Pflanzenstoffe

Es gibt zahlreiche weitere sekundäre Pflanzenstoffe, die sich keiner der oben genannten Gruppen zuordnen lassen. **Glukarate** und **Phthalide** wirken vermutlich antikanzerogen.

Die **Phytinsäure** aus Getreide, Hülsenfrüchten und Ölsaaten hat einen regulierenden Einfluss auf den Blutzuckerspiegel.

Phytonzide und **Phytoalexine** sind Bezeichnungen für sekundäre Pflanzenstoffgruppen, die gegen Mikroorganismen wirksam sind.

Die Antikrebs-Wirkung der grünen Farbstoffe **Chlorophyll** und **Chlorophyllin** erklärt möglicherweise den beobachteten schützenden Effekt von grünem Gemüse.

Adenosin, das vor allem in asiatischen Speisepilzen, Zwiebelgewächsen und verschiedenen Arzneipflanzen in nennenswerten Mengen enthalten ist, hemmt die Blutgerinnung.

Die Substanz wird nicht nur mit der Nahrung aufgenommen, sondern auch vom Körper selbst hergestellt.

Vorsicht: Es gibt auch gesundheitsschädigende Pflanzenstoffe

Die Mehrzahl der natürlichen Nahrungsmittelinhaltsstoffe haben unter üblichen Verzehrgewohnheiten keine gesundheitsschädigende Wirkung, sondern sind gesundheitsfördernd. Dennoch können pflanzliche Nahrungsmittel auch schädliche Substanzen enthalten. Im Folgenden erhalten Sie einen kurzen Überblick über einige dieser Stoffe in Gemüse und Obst und anderen Lebensmitteln.

Solanin kommt in Nachtschattengewächsen wie Kartoffeln und Tomaten vor. Die Kartoffelkeime, aber auch unreife oder durch Licht grün gefärbte Kartoffeln enthalten hohe Konzentrationen des Nervengiftes, das, in großen Mengen verzehrt, Magenbeschwerden, Erbrechen, Nierenreizungen u.a. hervorrufen kann.

Beim Kochen tritt diese Substanz weitgehend in das Kochwasser über, weshalb auf die Weiterverwendung des Kochwassers verzichtet werden sollte. Es genügt, grüne Stellen großzügig abzuschneiden. Achten Sie beim Einkauf auf die Qualität der Kartoffeln und vermeiden Sie bei der Lagerung Lichteinwirkung, die die Bildung von Solanin fördert.

Blausäure bzw. deren Vorstufe kommt vor allem in Bittermandeln, in Limabohnen, den Fruchtkernen von Steinobst und Zitrusfrüchten, aber auch Leinsamen vor. Die farblose Flüssigkeit zählt zu den stärksten Giften. Blausäure lähmt bestimmte Atemenzyme und kann dadurch zum inneren Ersticken führen. Durch Erhitzen verflüchtigt sich die Blausäure und die toxische Wirkung kann aufgehoben werden. Vorsicht bei Bittermandeln und Bittermandelöl! 5–10 Mandeln bzw. 10 Tropfen Öl können für Kinder lebensgefährlich sein.

Lektine (Hämagglutinine) sind Proteine in Hülsenfrüchten, die zur Verklumpung der roten Blutkörperchen führen können. In der Folge kommt es zu einer Beeinträchtigung des Sauerstofftransports. Beim Keimen (z.B. Sojasprossen) werden die Lektine nach 4–5 Tagen zu 70–80 Prozent abgebaut, durch Erhitzen können sie fast vollständig zerstört werden.

Studien haben übrigens ergeben, dass Lektine dazu beitragen können, das Fortschreiten von Dickdarmkrebs zu **verlangsamen.**

Wie viele sekundäre Pflanzenstoffe brauchen wir?

Trotz der Bedeutung der sekundären Pflanzenstoffe können noch keine Zufuhrempfehlungen für die einzelnen Stoffe gegeben werden. Bisher ist noch zu wenig über ihren Nutzen und vor allen Dingen über ihre Wechselwirkungen bekannt. Verschiedene Studien haben gezeigt, dass der schützende Effekt nicht umso größer ist, je mehr von dem Pflanzenstoff aufgenommen wird. So hörte bei den Phytosterinen die günstige Wirkung auf den Cholesterinspiegel bei drei Gramm pro Tag auf. Und wer mehr als 30 Milligramm Flavonoide aufnimmt, kann sein Risiko für Herzinfarkt nicht weiter senken. Eine zu hohe Zufuhr einzelner Substanzen kann möglicherweise sogar schädigen, wie eine Studie an Rauchern ergab. Die finnischen Versuchsteilnehmer nahmen mehrere Jahre lang täglich eine Kapsel mit 20 Milligramm Beta-Carotin ein. Dies entspricht etwa der zehnfachen Dosis, die üblicherweise mit der Nahrung aufgenommen wird. Nach einigen Jahren zeigte sich, dass die Personen, die Beta-Carotin eingenommen hatten, sogar geringfügig häufiger an Lungenkrebs litten als eine Vergleichsgruppe, die ein Scheinpräparat erhielt. Für Beta-Carotin wird daher derzeit von der Deutschen Gesellschaft für Ernährung eine wünschenswerte Zufuhr von 2–4 mg pro Tag angegeben.

Bioaktiv einkaufen und genießen

Auf die Auswahl kommt es an

Damit sekundäre Pflanzenstoffe ihre gesundheitsschützenden Wirkungen entfalten können, müssen sie regelmäßig in ausreichender Menge aufgenommen werden. »An apple a day keeps the doctor away« – heißt ein altes englisches Sprichwort. Ein Apfel täglich ist zwar ein erster Schritt, reicht jedoch nicht ganz aus! Fest steht, dass sich die bioaktiven Substanzen reichlich in Gemüse, Obst, Hülsenfrüchten und Getreide finden, deshalb sollten diese Nahrungsmittel in der Ernährung einen wichtigen Platz einnehmen.

Da die einzelnen pflanzlichen Nahrungsmittel ganz vielfältige Wirkungen haben, kann nicht die eine oder andere Gemüseart besonders empfohlen werden. Die derzeitigen Stars sind Tomaten, Brokkoli und grüner Tee – obwohl diese nur einen kleinen Teil der gesundheitsschützenden Substanzen liefern. Wenn Sie nun hauptsächlich Brokkoli essen, um möglichst viele krebshemmende Glukosinolate aufzunehmen, kommen Antikrebsstoffe aus Sellerie, Zwiebeln und Hülsenfrüchten zu kurz. Kurz gesagt: Die richtige Mischung ist entscheidend.

Auch einzelne isolierte Substanzen in hohen Mengen haben sich nicht immer als sinnvoll erwiesen. Eine Studie mit Lungenkrebspatienten, die Beta-Carotin einnahmen, musste sogar abgebrochen werden. Denn diejenigen, die eine Extraportion Beta-Carotin schluckten, hatten ein höheres Sterblichkeitsrisiko als eine Vergleichsgruppe.

Am sichersten gehen Sie, wenn Sie die ganze Palette der pflanzlichen Produkte nutzen – von Gemüse und Obst, über Kräuter und Gewürze bis hin zu Getreide, Hülsenfrüchten, Samen und Nüssen. Auch native, kalt gepresste Öle aus Oliven, Raps, Leinsaat, Sonnenblumenkernen und anderen Ölsaaten zählen dazu.

Eine einfache Regel ist auch, sich an dem Gemüseangebot der jeweiligen Saison zu orientieren. Dann geraten Sie nicht in Gefahr, das ganze Jahr über nur Tomaten, Brokkoli und Paprika zu verzehren.

Die verschiedenen Farben von Gemüse und Obst sind ebenfalls ein guter Wegweiser. Stehen sie doch für ganz unterschiedliche sekundäre Pflanzenstoffe. Rot und Violett weist auf Anthozyane oder Carotinoide hin, gelb auf Flavonole und Beta-Carotin, und in grünem Gemüse befinden sich Chlorophyll und Lutein. In Ihrem täglichen Speiseplan sollten daher alle Farben – grün, rot, orange und gelb – möglichst einmal vertreten sein.

Fünfmal täglich

Fünf Portionen Obst und Gemüse täglich verordnen Ernährungsexperten zur Gesunderhaltung: Mit einem Apfel zum Frühstück, einer Orange als Zwischenmahlzeit, einem warmen Gemüsegericht mittags und einem Salat zum Abendessen erreichen Sie diese Menge leicht. Tierische Lebensmittel wie Fleisch, Wurst, Fisch, Käse und Eier spielen dann nur noch eine untergeordnete Rolle auf dem Speiseplan.

Frisch und ausgereift

Wichtig ist, dass Sie Gemüse und Obst möglichst frisch und ausgereift einkaufen. Dies ist gar nicht so einfach. Denn insbesondere im Winter und Frühjahr kommt hier zu Lande das meiste Gemüse aus holländischen und spanischen Gewächshäusern. Einige sekundäre Pflanzenstoffe bilden sich aber erst voll aus, wenn die Pflanzen ausreichend Tages- und Sonnenlicht bekommen haben. So enthält im August geernteter Kopfsalat drei- bis fünfmal so viele Flavonoide wie im April geerntete Salatköpfe. Ausgereifte Produkte frisch vom Acker erhalten Sie direkt vom Erzeuger, beispielsweise in einem Hofladen oder auf einem Bauernmarkt.

Ökologisch angebautes Obst und Gemüse hat bei verschiedenen sekundären Pflanzenstoffen die Nase vorn. Wissenschaftler der University of California haben herausgefunden, dass Mais, Erdbeeren und Brombeeren aus ökologischer Landwirtschaft mehr gesundheitsfördernde Flavonoide enthalten als konventionell erzeugte Früchte. Flavonoide dienen den Pflanzen vor allem dazu, Schädlinge abzuwehren. Wenn beispielsweise eine Blattlaus ein Blatt ansticht, produziert die Pflanze Phenolverbindungen, um sich zu verteidigen. Dies ist möglicherweise der Grund, weshalb konventionell angebautes Obst und Gemüse weniger Flavonoide entwickelt. Denn durch den Einsatz von chemisch-synthetischen Pestiziden ist die Pflanze seltener Schädlingen ausgesetzt und benötigt weniger Abwehrstoffe. Die amerikanischen Forscher fanden daher in Bio-Mais und Bio-Brombeeren 50–58 Prozent mehr Phenolverbindungen. Bei Erdbeeren lag der Vorsprung immerhin noch bei 19 Prozent.

Bevorzugen Sie unverarbeitete Ware und verwenden Sie Konserven sowie Tiefgekühltes nur in Ausnahmefällen. Einige sekundäre Pflanzenstoffe, wie die Glukosinolate in Kohl und Sulfide in Zwiebeln, gehen durch die Verarbeitung teilweise verloren. Andere, wie beispielsweise das Lykopin aus Tomaten, überstehen Hitze und Zerkleinern dagegen unbeschadet. Lykopin aus Tomatenpüree wird sogar besonders gut vom Körper aufgenommen, da es durch das Pürieren und Erhitzen aus den Zellen freigesetzt wurde.

In der Kürze liegt die Würze

Auch im Haushalt gilt die Devise: Je frischer, desto besser. Einige sekundäre Pflanzenstoffe wie die Sulfide aus Knoblauch und Zwiebeln oder Monoterpene aus Kräutern sind leicht flüchtig. Diese Lebensmittel sollten daher erst kurz vor dem Verzehr zerkleinert und den Speisen zugegeben werden. Auch vorgeschnittene und in Folienbeuteln angebotene Salate und Gemüse haben durch den Einfluss von Licht und Sauerstoff bereits einiges an empfindlichen Nährstoffen eingebüßt. Versuchen Sie daher, möglichst viel frisch im Haushalt zuzubereiten.

Vorsicht, schnell verderblich!

Licht, Luft, Wärme und Wasser führen zu Nährstoffverlusten, nicht nur von sekundären Pflanzenstoffen, sondern auch von Vitaminen und Mineralstoffen.

Hierzu einige Tipps:

- Waschen Sie Obst und Gemüse erst, bevor Sie es zerkleinern. Mineralstoffe, einige Vitamine, Glucosinolate und Saponine sind nämlich wasserlöslich.
- Verzehren Sie das Obst und Gemüse entweder roh als Rohkost oder dünsten Sie es in wenig Flüssigkeit oder Fett. Ganz wichtig: Garflüssigkeit mitverwenden! (Ausnahme: Kartoffeln)
- Carotinoide aus Blattgemüse und Glucosinolate aus Kohlgemüse sind hitzeempfindlich. Deshalb sollten Sie auch diese Gemüse nur kurz garen oder dünsten.
- Frische Kräuter oder Keimlinge aus Hülsenfrüchten und Getreide sorgen für eine gesunde Abwechslung Ihres Speiseplans.
- Äpfel nicht schälen, sondern nur gründlich waschen, die weiße Haut von Zitrusfrüchten mitessen (viele Flavonoide), Pellkartoffeln statt Salzkartoffeln essen und Vollkorngetreide statt Weißmehlprodukte verwenden, denn auch sekundäre Pflanzenstoffe wie die Polyphenole befinden sich überwiegend in der Schale.

Meiden Sie ebenfalls langes Wässern beispielsweise von Kartoffeln oder Salat. Denn Glucosinolate aus Kohlgemüse und Saponine aus Hülsenfrüchten und Spargel lösen sich in Wasser und können ausgewaschen werden. Waschen Sie daher das Gemüse als Ganzes und schneiden Sie es erst danach klein. Zum Kochen sollten Sie so wenig Wasser wie nötig verwenden. Kartoffeln und Gemüse werden ebenso schnell gar, wenn der Topfboden nur wenige Zentimeter mit Wasser bedeckt ist. Bleibt bei Gemüse trotzdem etwas Kochwasser übrig, lässt es sich prima für Soßen und Suppen verwenden. Das Kochwasser von Kartoffeln sollten Sie jedoch wegen der möglicherweise darin enthaltenen Solanine wegschütten.

Besonders Nährstoff schonend ist Dämpfen und Dünsten. Dabei wird das Gemüse in einem Sieb über Wasserdampf gegart oder in etwas Oliven- bzw. Rapsöl gedünstet.

Roh oder gekocht?

Um alle Vorteile der sekundären Pflanzenstoffe voll zu nutzen, müssen Sie nicht zum Rohköstler werden. Sie sollten Salate & Co. aber auch nicht ganz links liegen lassen. Denn etliche der bioaktiven Substanzen sind überaus empfindlich gegenüber Hitze. Glucosinolate aus Kohlgemüse und Kresse beispielsweise können beim Kochen bis zu 50 Prozent verloren gehen. Ein knackiger Weißkrautsalat und Kräuterquark mit Kresse sind daher wertvolle Quellen für diese Krebshemmer. Auch Carotinoiden aus grünblättrigem Gemüse geht es im Kochtopf an den Kragen. Spinat und Grünkohl sollten daher gelegentlich auch als Frischkost serviert werden. Dasselbe gilt für Zwiebeln, Knoblauch und Kräuter, deren Schwefelverbindungen bzw. Monoterpene ebenfalls keine Hitze mögen. Kräuter und Knoblauch sollten daher erst nach dem Garen unter das fertige Gericht gerührt werden.

Anderen sekundären Pflanzenstoffen dagegen kann Hitze nichts anhaben. Carotinoide aus orange-rotem Gemüse wie

Möhren oder Tomaten sind nach dem Kochen sogar besonders gut verfügbar. Denn die Pflanzenzellen werden durch das Erhitzen aufgebrochen und der Körper kann die Wirkstoffe besser aufnehmen, insbesondere wenn sie mit etwas Butter, Öl oder Sahne verfeinert wurden. Tomatensoße, geschmorte Möhren oder ein Kürbisragout sind daher besonders wertvolle Gerichte. Auch Phytoöstrogene aus Soja, Getreide und Leinsamen zeigen sich von Hitze unbeeinflusst.

Am sichersten fahren Sie, wenn Sie Gemüse sowohl in gekochter als auch in unerhitzter Form als Salat genießen. Mit diesen einfachen Regeln können Sie Ihrer Gesundheit viel Gutes tun. Wer sich an eine gesunderhaltende Ernährung und Lebensweise hält, verbunden mit reichlich Bewegung, Freude und der richtigen Portion Gelassenheit, der tut mehr für sein Wohlbefinden als viele Gesundheitsfanatiker, die Vitaminpillen und Turbo-Pülverchen schlucken. Zudem schmeckt eine gesunde, pflanzenbetonte Kost viel besser und kostet erheblich weniger. Lassen Sie's sich gut schmecken!

Ihr bioaktiver Einkaufsplan

Das sollten Sie immer im Haus haben:

Native, kalt gepresste, pflanzliche Öle wie Olivenöl, Rapsöl, Walnussöl, Sonnenblumenöl.

Samen wie Sesam, Leinsamen, Sonnenblumenkerne, Kürbiskerne, Nüsse

Vollkornprodukte wie Vollkornbrot, Haferflocken, Vollkornnudeln, Naturreis.

Hülsenfrüchte wie Linsen, Bohnen, Kichererbsen.

Gemüse und Obst kaufen Sie am besten frisch und der Jahreszeit entsprechend:

Im Frühjahr:
Kräuter, Rucola, Spinat, Blattsalate, Chicorée, Kohlrabi, Frühmöhren, Spargel, Erbsen, Radieschen, Frühlingszwiebeln, Sprossen, Äpfel, Orangen, Kiwis, Bananen

Im Sommer:
Tomaten, Gurken, Zwiebeln, Knoblauch, Zucchini, Blattsalate, Brokkoli, Auberginen, Paprika, Möhren, Mangold, Rettich, Beeren, Kirschen, Pfirsiche, Nektarinen, Melonen, Pflaumen

Im Herbst:
Möhren, Kürbis, Lauch, Sellerie, Weißkohl, Wirsing, Blumenkohl, Brokkoli, Chinakohl, Spinat, Mangold, Tomate, Zucchini, Zwiebeln, Knoblauch, Rote Bete, Rettich, Äpfel, Birnen, Melonen, Pflaumen

Vom Ernährungsexperten verordnet

- Gönnen Sie sich täglich zwei bis drei Portionen Gemüse, davon mindestens eine als Salat oder als rohes Gemüse zum Knabbern.
- Essen Sie täglich zwei Portionen Obst, beispielsweise Apfel, Orange, Beeren oder ein Glas Fruchtsaft, am besten frisch gepresst.
- Essen Sie täglich Vollkornprodukte wie Vollkornbrot, Vollkornnudeln, Naturreis oder Hirse.
- Verwenden Sie regelmäßig native kaltgepresste Öle aus Oliven, Raps oder Leinsaat.
- Bauen Sie regelmäßig Nüsse und Samen wie Sonnenblumenkerne, Leinsamen, Kürbiskerne in ihren Speiseplan ein, beispielsweise für Müsli, Salat oder Gemüsegericht.
- Essen Sie regelmäßig milchsaure Produkte wie Sauerkraut und Naturjoghurt.

Im Winter:
Weißkohl, Rotkohl, Wirsing, Grünkohl, Rosenkohl, Rote Bete, Sauerkraut, Möhren, Lauch, Sellerie, Schwarzwurzel, Kürbis, Petersilienwurzel, Pastinaken, Wintersalate wie Endivien, Feldsalat und Postelein, Chicorée, Tomatenmark, Sprossen, Zwiebeln, Äpfel, Birnen, Orangen, Bananen, Kiwis.

Tipps für Obst- und Gemüsemuffel

Wenn Sie nicht so gerne Obst und Gemüse essen, sind Sie in der Regel auch nicht gut mit sekundären Pflanzenstoffen versorgt. Denn die meisten gesundheitsfördernden Substanzen stecken in diesen Lebensmitteln. Ernährungsexperten empfehlen daher, jeden Tag fünf Portionen Obst und Gemüse zu essen. Aber es muss ja nicht unbedingt ein Apfel oder ein Möhrensalat sein. Die wertvollen Stoffe aus Obst und Gemüse finden sich auch in anderen Produkten, die bei Ihnen vielleicht mehr Anklang finden. Probieren Sie unsere Tipps doch einmal aus. Vielleicht fallen Ihnen dann ja noch ähnliche Nahrungsmittel ein, die Sie in Ihren Speiseplan einbauen können.

Verborgene Früchtchen

Trinken Sie regelmäßig ein Glas Fruchtsaft, zum Beispiel Apfel-, Kirsch- oder Orangensaft. Achten Sie darauf, reinen Fruchtsaft zu kaufen, der zu 100 Prozent aus Obst besteht. Fruchtnektar enthält dagegen deutlich weniger Fruchtanteil und es werden Wasser und Zucker zugesetzt. Am wertvollsten ist natürlich frisch gepresster Saft. Aus saftigen Orangen oder Grapefruits lässt er sich ganz einfach herstellen. Bei Äpfeln, Birnen oder Beeren tut ein Entsafter gute Dienste.

Vielleicht finden Sie leckere Milchshakes verlockender? Aus Buttermilch, Joghurt oder Milch, kombiniert mit Bananen, Beerenobst oder frisch gepresstem Orangensaft, lassen sich mit einem Mixer oder Pürierstab im Handumdrehen köstliche Drinks zaubern. Ein Schuss Sanddorn- oder Mangomark sowie Hagebuttenmus geben zusätzlichen Pfiff und sorgen für noch mehr sekundäre Pflanzenstoffe.

Auch in Rotwein sind wertvolle Flavonoide aus roten Weintrauben enthalten, die sich besonders wirksam gegen Herzinfarkt erwiesen haben. Wer gelegentlich ein Glas Rotwein trinkt, tut daher seiner Gesundheit etwas Gutes. Zu oft sollte der Griff zum Weinglas allerdings nicht erfolgen. Denn Alkohol in größeren Mengen schadet unserem Körper.

Wie wäre es mit einer ordentlichen Portion eingemachter Preiselbeeren? Das herb-süße Kompott passt nicht nur zu Wildgerichten, sondern schmeckt auch zu gebackenem Käse, gebratenen Selleriescheiben oder Vollkornsemmelknödeln hervorragend.

Gemüsige Genüsse

Haben Sie schon einmal pflanzliche Brotaufstriche gekostet? Sie sind in großer Auswahl im Reformhaus und Naturkostladen, aber auch in der Bio-Ecke vieler Supermärkte zu finden. Häufig bilden Gemüse wie Kürbis, Paprika, Zwiebeln und Tomaten die Grundlage. Auch Brotaufstriche aus Hülsenfrüchten, wie Kichererbsen oder Bohnen, enthalten wichtige sekundäre Pflanzenstoffe. Bestreichen Sie Ihr Brot einfach damit, statt mit Käse oder Wurst. Wenn Sie noch reichlich frische Kräuter oder Kresse darüber streuen, erhalten Sie ein richtiges Powerpaket.

Scharfe und milde Gewürzsoßen und Pasten wie Chutney, Salsa oder Pesto bestehen ebenfalls aus Gemüse, Obst, Gewürzen oder Kräutern. Sie schmecken zu Reis- und Nudelgerichten lecker, passen aber auch aufs Butterbrot oder zu gebackenem Gemüse wie Zucchini oder Auberginen.

Wenn Sie kein Fan von Blattsalaten sind, treffen vielleicht ein deftiger Krautsalat oder ein Rettich mit Salz eher Ihren

Geschmack. Oder wie wäre es mit würzigem Tsatsiki aus Joghurt, Gurken und Knoblauch zu Pellkartoffeln oder Brot? Auch saure Gurken, Mixed Pickles oder milchsauer vergorenes Gemüse aus dem Asia-Laden schmecken lecker zur Brotmahlzeit.

Mögen Sie Pizza oder Tomatensoße? Beide Gerichte enthalten Krebs vorbeugendes Lykopin aus der Tomate und können ruhig öfter auf dem Speiseplan stehen. Wenn die Pizza noch zusätzlich mit Spinat, Zwiebeln oder Auberginen belegt ist – umso besser.

Vielleicht fällt Ihnen ja noch das eine oder andere Gemüse ein, dass Ihnen besonders gut mundet. Sie sollten dann darauf achten, dass dieses regelmäßig auf den Tisch kommt. Am besten notieren Sie es sich gleich auf dem Einkaufszettel.

Gesundheitscheck: Wie gut sind Sie mit sekundären Pflanzenstoffen versorgt?

1	Wie oft kommt bei Ihnen Gemüse auf den Teller, z.B. als Salat, Suppe, Auflauf, Beilage oder als Zwischenmahlzeit?	A	B	C
2	Wie häufig essen Sie Obst zum Beispiel zum Frühstück, als Zwischenmahlzeit, als Nachtisch oder im Obstkuchen?	A	B	C
3	Stehen bei Ihnen regelmäßig frische, unerhitzte Lebensmittel auf dem Speiseplan wie Obst, Salate, frische Kräuter, Sprossen oder frisch gepresste Fruchtsäfte?	A	B	C
4	Wie häufig verzehren Sie Vollkornprodukte wie Vollkornbrot, Naturreis, Vollkornnudeln, Haferflocken, Vollkornkekse, Vollkorngebäck?	A	B	C
5	Kommen bei Ihnen regelmäßig Hülsenfrüchte auf den Tisch, zum Beispiel Linsen- oder Bohnensuppe, Chili con/sin carne, Kichererbsen, Tofu, Sojasprossen, Linsensprossen oder Brotaufstriche mit Hülsenfrüchten?	A	B	C
6	Wie häufig essen Sie Nüsse und Samen wie Walnüsse, Mandeln, Haselnüsse, Leinsamen, Sonnenblumenkerne, Sesam oder Kürbiskerne, zum Beispiel im Müsli, Gebäck, Brot, Salat oder als Nussmus?	A	B	C
7	Wie oft verzehren Sie native pflanzliche Öle wie Olivenöl, Rapsöl, Walnussöl, Sonnenblumenöl oder ungehärtete Margarine? Beispielsweise in der Salatsoße, zum Andünsten von Gemüse oder im pflanzlichen Brotaufstrich?	A	B	C
8	Wie häufig verwenden Sie frische Kräuter wie Basilikum, Petersilie, Pesto oder Sprossen wie Kresse, Alfalfa-, Soja- oder Linsensprossen?	A	B	C
9	Wie oft essen Sie milchsaure Produkte wie Joghurt, Dickmilch, Buttermilch oder Sauerkraut?	A	B	C

A mehrmals täglich; **B** täglich; **C** gelegentlich

Auswertung:

Vorwiegend A

Prima! Sie können nicht mehr viel besser machen: Sie nehmen reichlich pflanzliche Lebensmittel auf und sind mit sekundären Pflanzenstoffen bestens versorgt. Auf diese Weise erhält Ihr Körper die wesentlichen Vitamine, Mineralstoffe, Ballaststoffe und bioaktiven Substanzen und hat die besten Voraussetzungen, sich vor vielen Krankheiten zu schützen. Wenn Sie gleichzeitig noch auf ausreichend Bewegung und Entspannung achten und eine positive Einstellung haben, steht einem aktiven und glücklichem Leben nichts mehr im Weg.

Vorwiegend B

Gut gemacht. Sie nehmen bereits viele sekundäre Pflanzenstoffe auf und wählen Ihre Nahrungsmittel sinnvoll aus. Dadurch ist Ihr Körper mit Vitaminen, Mineralstoffen, Ballaststoffen und bioaktiven Pflanzenstoffen relativ gut versorgt. Falls Sie es nicht sowieso schon machen, sollten Sie darauf achten, mehrmals täglich Obst und Gemüse zu essen – sowohl in erhitzter als auch in unerhitzter Form. Als optimal gelten fünf Portionen Obst und Gemüse pro Tag. Ihren Vollkornverzehr können Sie steigern, indem Sie bevorzugt Vollkornbackwaren wie Brot, Brötchen, Vollkornnudeln und Naturreis einkaufen.

Vorwiegend C

Vorsicht. Sie essen relativ wenig pflanzliche Nahrungsmittel und sind daher auch mit sekundären Pflanzenstoffen nicht optimal versorgt. Um von den gesundheitsfördernden Substanzen in Lebensmitteln zu profitieren, sollten Sie mehr Obst und Gemüse, Hülsenfrüchte sowie Vollkornprodukte in Ihren

Speiseplan einbauen. Ein Apfel oder eine Orange, aber auch rohes Gemüse wie Möhren, Kohlrabi, Rettich und Gurke eignen sich hervorragend als schnelle Pausensnacks. Das Abendessen kann durch einige Stücke Tomaten, Gurken oder Möhren ebenfalls ohne viel Aufwand aufgewertet werden. Wenn Sie Obst und Gemüse nicht so gerne mögen, finden vielleicht Fruchtsaft, saure Gurken, Sauerkraut oder ein Butterbrot mit Kresse mehr Anklang? Probieren Sie doch einmal Vollkornbrot und Naturreis aus. Der aromatische, kernige Geschmack überzeugt viele.

Lebensmittel von A–Z

Anis	Phytoöstrogene, Monoterpene
Apfel	Flavonoide (Quercetin), Phenolsäuren
Aprikose	Carotinoide (Beta-Carotin), Phenolsäuren
Aubergine	Flavonoide (Anthocyane), Phenolsäuren
Avocado	Carotinoide
Basilikum	Monoterpene, Carotinoide, Chlorophyll, Phenolsäuren
Blumenkohl	Glucosinolate, Flavonoide, Phenolsäuren
Bohnen, grüne	Protease-Inhibitoren, Saponine, Phenolsäuren, Flavonoide (Quercetin)
Brokkoli	Glucosinolate, Carotinoide (speziell Lutein, Zeaxanthin, Beta-Carotin), Flavonoide (Quercetin), Chlorophyll, Phenolsäuren
Buchweizen	Phytinsäure, Phenolsäuren
Chicorée	Carotinoide (Beta-Carotin), Bitterstoff Intybin, Phenolsäuren
Chinakohl	Glucosinolate, Flavonoide, Phenolsäuren
Curcuma (Gelbwurz)	Polyphenole
Dill	Monoterpene, Carotinoide, Phenolsäuren, Chlorophyll
Endivie	Carotinoide (Lutein, Zexanthin, Beta-Carotin, Flavonoide, Phenolsäuren
Erbsen, grüne	Protease-Inhibitoren, Saponine, Flavonoide, Phytinsäure, Phenolsäuren
Erdbeere	Flavonoide, Phenolsäuren
Erdnuss	Protease-Inhibitoren, Phytosterine, Phenolsäuren
Feldsalat	Carotinoide, Chlorophyll, Phenolsäuren
Fenchel	Carotinoide (Beta-Carotin), Monoterpene, Phenolsäuren

Frühlingszwiebeln	Sulfide, Carotinoide, Chlorophyll, Phenolsäuren
Gemüsepaprika	Carotinoide (Beta-Carotin), Phenolsäuren
Gerste	Phenolsäuren, Phytoöstrogene, Protease-Inhibitoren, Saponine, Tocotrienole, Phytinsäure
Grapefruit	Carotinoide, Flavonoide, Phenolsäuren, Monoterpene
Grüner Tee	Flavonoide (Catechine)
Grünkohl	Glucosinolate, Carotinoide (überwiegend Lutein und Zeaxanthin), Flavonoide (Quercetin), Phenolsäuren, Chlorophyll
Gurke, Salatgurke	Cucurbitacine, Chlorophyll, Phenolsäuren
Hafer	Protease-Inhibitoren, Phytinsäure, Phenolsäuren, Phytosterine, Saponine
Heidelbeere	Flavonoide, Phenolsäuren
Himbeere	Flavonoide, Phenolsäuren
Honigmelone	Carotinoide (Beta-Carotin), Phenolsäuren
Ingwer	Monoterpene, Phenolsäuren
Johannisbeere	Flavonoide (Anthocyane), Phenolsäuren (Ellagsäure)
Kartoffel	Protease-Inhibitoren, Phenolsäuren
Kidneybohnen	Flavonoide, Protease-Inhibitoren, Saponine, Phytinsäure
Kirsche	Flavonoide (Anthocyane, Quercetin), Phenolsäuren
Kiwi	Carotinoide (Xanthophylle), Flavonoide
Knoblauch	Sulfide (Allicin), Flavonoide, Phenolsäuren
Kohlrabi	Glucosinolate, Flavonoide, Phenolsäuren
Kopfsalat	Carotinoide (Lutein, Zeaxanthin, Beta-Carotin), Flavonoide, Chlorophyll, Phenolsäuren
Kresse	Glucosinolate, Carotinoide, Chlorohyll, Phenolsäuren
Kümmel	Monoterpene, Phenolsäuren
Kürbis	Carotinoide (Alpha- und Beta-Carotin), Phenolsäuren
Lauch	Sulfide, Flavonoide, Carotinoide, Chlorophyll, Phenolsäuren

Leinsamen	Phytoöstrogene, Phytinsäure, Phenolsäuren
Liebstöckel	Monoterpene, Chlorophyll, Phenolsäuren
Linsen	Protease-Inhibitoren, Saponine, Flavonoide, Phytinsäure, Phenolsäuren
Lorbeer	Monoterpene, Phenolsäuren
Mais	Protease-Inhibitoren, Carotinoide (Zeaxanthin), Phenolsäuren
Majoran	Carotinoide, Monoterpene, Phenolsäuren
Mangold	Carotinoide, Chlorophyll, Phenolsäuren
Meerrettich	Glucosinolate, Phenolsäuren
Möhre	Carotinoide (Alpha- und Beta-Carotin), Polyphenole, Phytosterine
Muskatnuss	Monoterpene, Phenolsäuren
Orange	Flavonoide, Carotinoide, Phenolsäuren, Monoterpene
Oregano	Carotinoide, Monoterpene, Phenolsäuren
Paprika	Carotinoide
Pastinake	Flavonoide, Monoterpene, Phenolsäuren
Petersilie	Monoterpene, Carotinoide, Chlorophyll, Phenolsäuren
Petersilienwurzel	Flavonoide, Monoterpene, Phenolsäuren
Pfeffer	Monoterpene, Flavonoide
Preiselbeere	Flavonoide, Phenolsäuren
Radieschen	Glucosinolate, Flavonoide, Phenolsäuren
Rauke, Rucola	Glucosinolate, Carotinoide, Chlorophyll, Phenolsäuren
Reis	Protease-Inhibitoren, Phenolsäuren, Saponine, Tocotrienole, Phytinsäure
Rettich	Glucosinolate, Phenolsäuren
Roggen	Phenolsäuren, Phytoöstrogene, Protease-Inhibitoren, Saponine,Tocotrienole, Phytinsäure
Rosenkohl	Glucosinolate, Carotinoide (Lutein, Zeaxanthin, Beta-Carotin), Flavonoide, Chlorophyll, Phenolsäuren
Rosmarin	Saponine, Phenolsäuren

Rote Bete	Flavonoide (Anthocyane), Phenolsäuren
Rotkohl	Glucosinolate, Flavonoide (Anthocyane), Phenolsäuren
Sauerkraut	Glucosinolate, Isothiocyanate
Schnittlauch	Sulfide, Chlorophyll, Phenolsäuren
Schwarzwurzel	Polyphenole
Sellerie (Knolle)	Monoterpene, Phthalide, Polyphenole
Sellerie (Staude), Bleichsellerie	Carotinoide (Lutein, Zeaxanthin), Monoterpene, Chlorophyll, Phenolsäuren
Senf	Glucosinolate
Sesam	Phytosterine, Phytoöstrogene, Phytinsäure, Phenolsäuren
Sojabohnen	Saponine, Phytoöstrogene, Protease-Inhibitoren, Phytosterine, Phytinsäure, Flavonoide, Phenolsäuren
Sonnenblumenkerne	Phytosterine
Spargel	Sulfide, Saponine, Phenolsäuren
Spinat	Carotinoide (Lutein, Zeaxanthin, Beta-Carotin), Chlorophyll, Phenolsäuren, Phytosterine
Stachelbeere	Flavonoide, Phenolsäuren
Thymian	Monoterpene, Phenolsäuren, Saponine
Tomate	Carotinoide (Lykopin), Saponine, Polyphenole
Walnuss	Phenolsäuren (Ellagsäure)
Weintraube	Flavonoide (Anthocyane), Phenolsäuren (Ellagsäure)
Weißkohl	Glucosinolate, Phenolsäuren, Flavonoide
Weizen	Phenolsäuren, Phytoöstrogene, Protease-Inhibitoren, Saponine, Tocotrienole, Phytinsäure
Wirsing	Glucosinolate, Flavonoide, Carotinoide, Phenolsäuren
Zimt	Monoterpene, Phenolsäuren
Zitronenmelisse	Monoterpene, Carotinoide, Flavonoide
Zucchini	Cucurbitacine, Phenolsäuren
Zwiebeln	Sulfide, Flavonoide (Quercetin), Phenolsäuren

Nahrungsmittel mit besonderer Wirkung

Nahrungsmittel, die den Cholesteringehalt im Blut senken	Äpfel, Avocados, Bohnen, Erbsen, Grapefruit, Haferflocken, Keimöl, Kichererbsen, Knoblauch, Linsen, Mandeln, Möhren, Nüsse, Vollkornbrot mit Roggen
Nahrungsmittel, die die Blutgerinnung hemmen	Äpfel, Chili, Grünkohl, Ingwer, Knoblauch, grüner Tee, rote Weintrauben, Zitrusfrüchte, Zwiebeln
Nahrungsmittel gegen hohen Blutdruck	Avocados, Bananen, Honigmelonen, Kartoffeln, Knoblauch, Sellerie, Trockenobst, Vollkorngetreide
Nahrungsmittel zur Stärkung des Immunsystems	Aprikosen, Brokkoli, schwarze Johannisbeeren, Joghurt, Knoblauch, Kürbis, Mangold, Möhren, Paprika, Shiitake-Pilze, Sojabohnen, Spinat, Vollkorngetreide, Zitrusfrüchte
Nahrungsmittel mit antibiotischen Substanzen	Gartenkresse, Grapefruit, Heidelbeeren, Joghurt, Kapuzinerkresse, Knoblauch, Meerrettich, Orangen, Zwiebeln
Nahrungsmittel gegen Erkrankungen der Atemwege	Chilipfeffer, Curry, Knoblauch, Meerrettich, Senf, Vitamin-C-reiches Obst und Gemüse, Zwiebeln
Nahrungsmittel gegen Entzündungen	Ingwer, Knoblauch, Vitamin-C-reiches Obst und Gemüse, Zwiebeln

Da steckt Bioaktives drin

Knoblauch, grüner Tee, Brokkoli, Tomaten und Rotwein – das sind die bekanntesten »gesunden« Lebensmittel, die sekundäre Pflanzenstoffe enthalten. Doch die Natur hält eine Fülle an weiteren Obst- und Gemüsearten bereit, die unsere Gesundheit positiv beeinflussen können. Einen Überblick über die wichtigsten Lebensmittelgruppen mit Beispielen gibt Ihnen dieses Kapitel.

(BAS = bioaktive Substanzen; SPS = sekundäre Pflanzenstoffe)

Kohlgemüse

Botanik
Kreuzblütler (*Cruciferae*) der Gattung *Brassica*

Arten
Blumenkohl, Brokkoli, Chinakohl, Grünkohl, Kohlrabi, Rosenkohl, Rotkohl, Weißkohl, Wirsing u.a.

BAS
Glukosinolate, Polyphenole (Flavonoide, Phenolsäuren), Carotinoide, Sulfide, Ballaststoffe.

Gesundheitswirkungen
Vorbeugung vor Krebs, Hemmung von Mikroorganismen, Senkung des Cholesterinspiegels, Schutz vor Arteriosklerose und Folgeerkrankungen (Herzinfarkt, Schlaganfall), Schutz vor Sehschäden (grauer Star, Maculadegeneration), Förderung der Verdauung.

Einkauf

Kohlgemüse gibt es praktisch das ganze Jahr über. Während im Frühjahr die ersten knackigen Kohlrabis angeboten werden, kommen im Frühsommer und Sommer Brokkoli, Blumenkohl und Spitzkohl auf den Markt. Im Herbst folgen dann Weiß- und Rotkohl sowie Wirsing. Typische Wintergemüse sind Sauerkraut, Grün- und Rosenkohl. Gute Vitamin-C-Quelle im Winter!

Lagerung und Verarbeitung

Viele der SPS sind hitzeempfindlich, deshalb möglichst kurz kochen. In Streifen geschnittener Wirsing, Weiß- und Rotkohl kann einfach in etwas Öl angedünstet werden. Das Kochwasser von Rosenkohl lässt sich gut für die Soße weiterverwenden. Öfter Rohkostsalat mit Weißkohl, Rotkohl, Kohlrabi, Brokkoli und Blumenkohl essen.

Rezept-Tipp

Weißkohlsalat ist in vielen Regionen weit verbreitet – ob auf griechische Art mit Gurken, Tomaten, Zwiebeln und Knoblauch, bayerisch mit Kümmel, Essig und Öl angemacht oder asiatisch mit Sojasoße, Möhren und Sprossen verfeinert. Weniger bekannt, aber ebenso lecker ist eine Frischkost aus Rotkraut, beispielsweise mit Birnen und Orangen oder mit Walnüssen und Käsewürfeln kombiniert. Kohlrabis eignen sich ideal als kleiner Snack zwischendurch; in lange Stücke geschnitten können sie auch prima mit einem Dip serviert werden. Köstlich sind Salate aus Blumenkohl. Der Blumenkohl sollte hierfür ganz fein gerieben und kann beispielsweise mit einer Soße aus Joghurt, Zitronensaft und zerdrückter Banane mariniert werden. Wer rohen Kohl nicht gut verträgt, kann das Gemüse kurz in kochendem Wasser blanchieren. Aber auch in gekochter Version ist Kohlgemüse noch sehr wertvoll, beispielsweise im Eintopf, auf der Quiche oder im Auflauf. Probieren Sie doch einmal einen Auflauf aus Rosenkohl mit Kartoffeln aus, der mit einer Sahne-Ei-Soße übergossen und mit Käse überbacken wird.

Beispiel: Brokkoli

Gesundheitswirkungen

Brokkoli enthält *Sulforaphan* und andere Glukosinolate, die die körpereigene Produktion von Entgiftungsenzymen steigern und somit Krebs erregende Stoffe unschädlich machen.

Die Carotinoide *Beta-Carotin* und *Lutein* wirken antioxidativ und schützen vor freien Radikalen. Das wirkt sich vorbeugend gegen Krebs, aber auch gegen Arteriosklerose, Herzinfarkt, Schlaganfall und grauen Star aus.

Neben den Glukosinolaten helfen auch die reichlich vorhandenen Ballaststoffe, den Cholesterinspiegel zu senken.

Einkauf

Brokkoli ist ein Verwandter des Blumenkohls und wird vor allem in den Mittelmeerländern, aber auch in Deutschland angebaut. Neben den grünen gibt es gelbe, violette und weiße Sorten. Die Blütenknospen sollten beim Einkauf noch geschlossen sein, welke Blätter entstehen bei zu langer Lagerung.

Lagerung und Verarbeitung

Im Gemüsefach des Kühlschranks ist Brokkoli 2–3 Tage haltbar. Brokkoli kann roh verzehrt werden. Da beim Kochen viele SPS zerstört werden, sollte Brokkoli möglichst nur blanchiert und »al dente« zubereitet werden, beispielsweise im Wok.

Rezept-Tipp

Für Salat sollte nur ganz frischer Brokkoli verwendet werden. Am besten wird er fein gerieben oder in ganz kleine Röschen geteilt. Wenn die Schale an den Stielen sehr hart ist, kann sie mit einem Messer abgezogen werden. Brokkoli lässt sich gut mit Tomaten und Möhren kombinieren. Damit er nicht zu trocken wird, sollten Sie Brokkolisalat mit reichlich Soße servieren. Gedünstet schmeckt Brokkoli mit Tomaten und Parmesan zu Tagliatelle, im Risotto und auf der Gemüsequiche sehr lecker.

Beispiel: Sauerkraut

Gesundheitswirkungen

Sauerkraut wird aus Weißkohl hergestellt. Dazu werden die frischen Kohlköpfe fein gehobelt oder geraspelt, anschließend setzt man lebende Mikroorganismen (Milchsäurebakterien) zu. Diese bauen einen Teil der im Kohl enthaltenen Kohlenhydrate zu Milchsäure um (*Fermentation*), die für den charakteristischen sauren Geschmack und Geruch von Sauerkraut verantwortlich ist.

Diese alte Konservierungsmethode ermöglichte unseren Vorfahren, sich auch im obst- und gemüsearmen Winter mit Vitaminen und Mineralstoffen zu versorgen.

Die Seefahrer der jüngeren Neuzeit konnten mithilfe der geladenen Sauerkrautfässer ihre Vitamin-C-Versorgung auf hoher See sicherstellen und dem gefürchteten Skorbut, einer Vitamin-C-Mangelerkrankung, vorbeugen (frischer Weißkohl enthält allerdings mehr als doppelt so viel Vitamin C wie Sauerkraut).

Besonders die Milchsäure bzw. die Milchsäurebakterien im Sauerkraut haben viele gesundheitliche Vorteile. Sie wirken antimikrobiell, indem sie die Verbreitung nützlicher Darmbakterien in der Darmflora begünstigen und Krankheitserreger in ihrem Wachstum hemmen. Somit kann Sauerkraut auch bei Verdauungsproblemen helfen.

Milchsäurebakterien schützen vor Krebs: In Untersuchungen konnten Milchsäurebakterien aus fermentiertem Gemüse das Tumorwachstum hemmen. Andere Studien zeigten, dass Personen mit niedrigem Dickdarmkrebsrisiko (z.B. Japaner) mehr Milchsäurebakterien im Stuhl aufweisen als andere Menschen. Neben verschiedenen anderen Mechanismen kann sich die Stimulation des Immunsystems durch Milchsäurebakterien krebsvorbeugend auswirken.

Auch für eine Cholesterin senkende Wirkung der Milchsäure gibt es Hinweise.

Die sowohl in Weißkohl als auch in Sauerkraut vorhandenen Ballaststoffe wirken sich ebenfalls positiv auf die Krebsvorbeugung, das Immunsystem und die Verdauung aus. Außerdem helfen Ballaststoffe dabei, den Blutzuckerspiegel zu normalisieren.

Einkauf

Frisches Sauerkraut ist etwa von November bis April erhältlich, in den übrigen Monaten als Konserve. Dosensauerkraut ist jedoch sterilisiert und enthält keine lebenden Milchsäurebakterien mehr.

Lagerung und Verarbeitung

Frisches Sauerkraut sollte möglichst rasch verzehrt werden, da sich während der Lagerung insbesondere der Vitamin-C-Gehalt allmählich verringert.

Rohes Sauerkraut kann als Salat gegessen werden. Für warme Gerichte reicht es aus, das feuchte Kraut wenige Minuten im Topf zu erhitzen. Frisches Sauerkraut in guter Qualität erhalten Sie im Naturkostladen oder Reformhaus. Es ist oft weniger gesalzen als solches aus dem normalen Lebensmittelhandel. Beim Nitratgehalt schneidet Sauerkraut aus Bio-Anbau meist besser ab als konventionell erzeugtes.

Rezept-Tipp

Kaum ein Salat lässt sich so schnell zubereiten wie Sauerkrautsalat. Einfach das Kraut etwas zerzupfen, mit Kümmel oder Pfeffer würzen und mit Sahne bzw. Öl marinieren.

Lecker schmeckt die Kombination Sauerkraut und Orange bzw. Ananas oder Sauerkraut mit Apfel und Gewürzgurke. Viele Menschen, die gekochtes Sauerkraut nicht so gut vertragen, haben mit rohem Sauerkraut viel weniger Probleme. Gedünstet schmeckt das mildsaure Gemüse mit Apfel, Curry und einem Schuss Sahne sehr lecker. Köstlich ist auch ein Auflauf aus Nudeln und Sauerkraut mit Koriander gewürzt oder eine deftige Sauerkrautpizza.

Zwiebelgemüse

Botanik
Liliengewächse (*Liliaceae*) der Gattung Lauch (*Allium*)

Arten
Zwiebel, Schalotte, Knoblauch, Lauch (Porree), Schnittlauch u.a.

BAS
Sulfide, Flavonoide.

Gesundheitswirkungen
Beugen Krebs vor, verhindern Blutgerinnsel, hemmen Mikroorganismen, stärken das Immunsystem, lindern Entzündungen, schützen vor Arteriosklerose und Folgeerkrankungen (Herzinfarkt, Schlaganfall).

Einkauf
Zwiebeln sind ganzjährig erhältlich, frischer Knoblauch wird vor allem im Sommer angeboten. Achten Sie bei Frühlingszwiebeln und Schnittlauch auf zarte, grüne Blätter.

Lagerung und Verarbeitung
Zwiebeln sind fester Bestandteil aller Küchen der Welt und werden entsprechend vielseitig verwendet. Knoblauch wird

seit vielen Jahrtausenden in der Volksmedizin eingesetzt, heute vor allem als würzende Küchenzutat.

Zwiebeln und Knoblauch sind bei trockener und luftiger Lagerung über Wochen haltbar. Lauch sollte als Frischgemüse rasch verbraucht werden.

Alle Zwiebelgemüse sind auch roh verzehrbar, können bei empfindlichen Menschen aber zu Blähungen führen.

Rezept-Tipp

Wer Zwiebeln und Knoblauch roh verträgt, kann sie im Salat, aufs Butterbrot, im Kräuterquark und in kalten Joghurtsoßen genießen. Auch roher Lauch bringt in feine Röllchen geschnitten eine würzige Note an viele Salate. Lecker schmeckt Lauchsalat aus blanchiertem Lauch mit Apfel, Sonnenblumenkernen und saurem Sahnedressing angemacht.

Etwas milder und meistens gut bekömmlich ist Schnittlauch. Er eignet sich für Salate und Kräuterquark ebenso wie für Kartoffelgerichte, Gemüseaufläufe und Fischgerichte. Die Schnittlauchstängel sollten frisch geschnitten und erst nach dem Garen an die Speisen gegeben werden, so bleiben die Inhaltsstoffe am besten erhalten. Ansonsten passen die Zwiebelgemüse gedünstet auch zu unzähligen warmen Gerichten, von der Suppe über das Gemüseragout bis zum Auflauf.

Beispiel: Zwiebel

Gesundheitswirkungen

Rote und gelbe Zwiebeln sind reich an *Quercetin*, einem Flavonoid, das vor Schäden durch Freie Radikale schützt und die Bildung von Blutgerinnseln verhindert.

Auch das in Zwiebeln enthaltene Adenosin hat vermutlich gerinnungshemmende Eigenschaften.

Der regelmäßige Verzehr von Zwiebeln wird mit einem geringeren Risiko für Magenkrebs in Verbindung gebracht. Verantwortlich dafür sind die schwefelhaltigen Sulfide.

Seit langem bekannt ist auch die entzündungshemmende Wirkung von Zwiebeln bzw. Zwiebelsaft, beispielsweise bei Insektenstichen, Husten und Erkältungen.

Einkauf

Speisezwiebeln werden das ganze Jahr über geerntet, der Schwerpunkt liegt zwischen Mai und Oktober. Neben der braunen Küchenzwiebel, die mengenmäßig die größte Bedeutung hat, gibt es weiße, gelbe und rote Zwiebeln, mild schmeckende Gemüsezwiebeln, jung geerntete Frühlingszwiebeln und viele weitere Sorten.

Lagerung und Verarbeitung

Zwiebeln sollten luftig und trocken gelagert werden. Frühlingszwiebeln sind wegen der röhrenförmigen, grünen Laubblätter nur als Frischgemüse geeignet.

Flavonoide sind relativ hitzestabil. Beim Braten vermindert sich der Gehalt weniger als beim Kochen.

Rezept-Tipp

Fein gewürfelt und in Fett gedünstet gehören Zwiebeln an viele Gerichte. Das würzige Gemüse macht sich aber auch als Hauptzutat sehr gut: im Zwiebelragout mit Tomaten oder Auberginen, in der Zwiebelsuppe oder als Zwiebelkuchen. Die etwas milderen Gemüsezwiebeln sind besonders für Salat geeignet, beispielsweise kombiniert mit Orangen und schwarzem Pfeffer oder unter einen bunten Blattsalat gemischt.

Beispiel: Knoblauch

Gesundheitswirkungen

Knoblauch und seine Inhaltsstoffe sind seit langem bevorzugte Forschungsobjekte der Ernährungsmedizin. Insbesondere die schwefelhaltigen Sulfide *Allicin* (für den Geruch verantwortlich) und *Ajoen* haben gesundheitsfördernde Effekte.

Neben der bekannten antimikrobiellen Wirkung beeinflusst Knoblauch Blutdruck und Blutgerinnung positiv.

Zudem schützen die in Knoblauch enthaltenen Sulfide das LDL-Cholesterin vor Oxidation durch Freie Radikale und beugen so der Arteriosklerose vor.

Mehrere Untersuchungen haben gezeigt, dass regelmäßiger Knoblauchverzehr die Blutfette sowie den Cholesterinspiegel absenken konnte.

Bevölkerungsgruppen, die viel Knoblauch verzehren, erkranken deutlich seltener an Magenkrebs als andere. Auch bei weiteren Krebsarten ist Knoblauch möglicherweise ein wirksamer Schutzfaktor.

Einkauf

Frischer Knoblauch aus Europa ist vor allem in den Sommermonaten erhältlich.

Lagerung und Verarbeitung

Die Knollen können wie Zwiebeln bei luftiger und trockener Lagerung mehrere Monate aufbewahrt werden. Knoblauch bietet als würzende Zutat vielfältige Verwendungsmöglichkeiten.

Rezept-Tipp

Wer den Geruch nicht scheut, sollte Knoblauch zusammen mit anderem Gemüse, wie beispielsweise Paprika, durchaus in größeren Mengen zubereiten und verzehren. Lecker schmecken zudem dünn geschnittene Knoblauchzehen aufs Butterbrot. Ansonsten passen die scharfen Knollen zu fast allen Salaten und Kräuterquarks. Wie wäre es einmal mit Tsatsiki aus Joghurt, geriebenen Gurken und reichlich zerdrücktem Knoblauch? An warme Gerichte geben Sie die fein gehackten Zehen am besten erst nach dem Kochen, dann bleiben die gesundheitsfördernden Inhaltsstoffe besser erhalten. Lecker schmeckt beispielsweise eine asiatische Gemüsepfanne mit Weißkohl, Möhren, Lauch und Sojasprossen, die mit frischem Ingwer, reichlich Knoblauch und Sojasoße gewürzt wird.

Blattgemüse

Botanik

Unter dem Begriff Blattgemüse werden Gemüse zusammengefasst, von denen die Blätter oder blattartige Pflanzenteile verzehrt werden. Salate sind Blattgemüse, die sich auch zum Rohverzehr eignen.

Botanisch gehören sie vielen verschiedenen Pflanzenfamilien und -gattungen an.

Arten

Salate wie Kopfsalat, Eisbergsalat, Eichblattsalat, Endivie, Römischer Salat, Lollo Rosso, Chicorée, Löwenzahn (Korbblütler), Feldsalat (Baldriangewächse), Salatrauke und Gartenkresse (Kreuzblütler), Brennnessel (Nesselgewächse). Außerdem Spinat und Mangold (Gänsefußgewächse), Sauerampfer (Knöterichgewächse), Weinblätter (Weinrebengewächse) u.a.

BAS

Flavonoide, Carotinoide, Chlorophyll, Ballaststoffe.

Gesundheitswirkungen

Beugen Krebs vor, schützen vor Arteriosklerose und Folgeerkrankungen (Herzinfarkt, Schlaganfall), verhindern Blutgerinnsel, hemmen Mikroorganismen, stärken das Immunsystem, lindern Entzündungen, schützen vor Sehschäden (grauer Star, Maculadegeneration), fördern die Verdauung.

Einkauf

Anders als vielfach angenommen, haben Blattsalate das ganze Jahr über Saison. Während im Frühjahr und Sommer zarte

Kopfsalate und Spinat ihren Hauptauftritt haben, kommen im Herbst Endivie, Mangold und Winterspinat ins Gemüseregal. Wenn die Tage wieder kürzer werden, stehen Feldsalat, Postelein und Chicorée zur Vefügung, die uns ebenfalls reichlich mit sekundären Pflanzenstoffen versorgen.

Blattgemüse wie Salate, Spinat und Mangold neigen zu hohen **Nitrat**gehalten. Nitrat dient der Pflanze als wichtiger Grundstoff, um Eiweiß aufzubauen. Nitrat selbst ist ungiftig, kann aber von Bakterien und im Körper zu Nitrit umgewandelt werden.

Wenn sich Nitrit mit sekundären Aminen oder Amiden aus der Nahrung verbindet, entstehen Krebs erregende Nitrosamine. Aus diesem Grund sollten Gerichte mit Spinat und Mangold nicht lange warmgehalten und nicht wieder aufgewärmt werden. Der Nitratgehalt von Gemüse ist von verschiedenen Faktoren abhängig (Pflanzenart, Intensität der Sonneneinstrahlung, Höhe der Stickstoffdüngung, Reife der Pflanze usw.). Untersuchungen haben gezeigt, dass Erzeugnisse aus ökologischer Landwirtschaft sowie aus Freilandanbau geringere Nitratgehalte aufweisen. Durch die Bevorzugung von saisonalem, möglichst ökologisch angebautem Freilandgemüse, das ausreichend Zeit zur Reifung hatte, lässt sich die Nitrataufnahme deutlich reduzieren.

Etwa 70 Prozent unserer Nitratbelastung stammen aus Gemüse, weitere 20 Prozent aus Trinkwasser sowie etwa 10 Prozent aus gepökelten tierischen Lebensmitteln.

Lagerung und Verarbeitung

Alle Blattgemüse sollten so frisch wie möglich verarbeitet und verzehrt werden. Insbesondere die Flavonoide sind empfindlich gegenüber Sauerstoff und werden durch lange Lagerung zerstört.

Das Hinzufügen von ein wenig Fett, beispielsweise Distelöl zum Salat oder Sahne zu möglichst kurz gekochtem Spinat, fördert die Aufnahme der darin enthaltenen Carotinoide.

Rezept-Tipp
Blattsalate schmecken in vielen Kombinationen und zu jeder Gelegenheit. Bevorzugen Sie im Frühjahr und Sommer Kopfsalat, Lollo Rosso, Eichblattsalat und Rauke und im Herbst – Winter Endivie, Feldsalat, Postelein und Chicorée.

Beispiel: Spinat

Gesundheitswirkungen

Die reichlich im Spinat enthaltenen Carotinoide, vor allem *Lutein*, wirken als Radikalfänger und schützen so vor Arteriosklerose und den entsprechenden Folgeerkrankungen Herzinfarkt und Schlaganfall. *Lutein* und *Zeaxanthin* scheinen darüber hinaus die Netzhaut vor grauem Star und Maculadegeneration zu schützen.

Verschiedene Untersuchungen zeigen, dass der reichliche Verzehr von grünem Gemüse krebsvorbeugend wirkt. Verantwortlich dafür sind ebenfalls die Carotinoide und möglicherweise auch der grüne Blattfarbstoff Chlorophyll.

Und der Eisengehalt von Spinat? Mittlerweile wissen die meisten, dass der früher propagierte »riesige« Eisengehalt auf einem Kommafehler beruhte. Dennoch zählt Spinat mit über 4 Milligramm pro 100 Gramm Rohware zu den eisenreichen Gemüsesorten und kann einen wichtigen Beitrag zur Eisenversorgung leisten, besonders wenn er mit vitamin-C-reichen Zitrusfrüchten, Paprika oder Kohlgemüse kombiniert wird.

Einkauf

Die zwei Hauptangebotszeiten von frischem Spinat sind der Frühling (März–Mai) und der Herbst (September–Oktober).

Wie andere Blattgemüse ist Spinat ein starker Nitratsammler. Auch aus diesem Grunde sollte Öko-(Freiland-)ware sowie im Sommer ausgereifter Spinat bevorzugt werden.

Beim Einkauf auf knackige, grüne Blätter achten! Zu lange gelagerter Spinat wird welk, insbesondere Vitamin C baut sich nach der Ernte schnell ab.

Lagerung und Verarbeitung
Das Haupt-Carotinoid im Spinat, *Lutein*, ist sehr hitzeempfindlich. Deshalb Spinat möglichst oft roh als Salat verzehren (sehr lecker!) oder kurz blanchieren und in wenig Öl dünsten.

Bereits erhitzter Spinat sollte nicht wieder aufgewärmt werden, da sich während der zwischenzeitlichen Lagerung aus Nitrat Nitrit bilden kann. Das Entfernen der Stängel reduziert den Nitratgehalt.

Rezept-Tipp
Für Salate eignet sich am besten der zarte Frühlingsspinat. Er schmeckt köstlich mit roten Paprika oder gebratenen Pilzen kombiniert und mit einer Knoblauch-Vinaigrette mariniert. Auch Äpfel, Zwiebeln und Walnüsse sind gute Partner. Kurz gedünstet bildet Spinat mit Knoblauch, Rosinen und Pinienkernen eine Delikatesse. Deftiger sind Spinatgerichte mit Schafskäse, zum Beispiel gefüllte Spinattaschen oder Spinatquiches.

Fruchtgemüse

Botanik
Der Begriff Fruchtgemüse bezeichnet alle Gemüse, deren Früchte verzehrt werden. Die Gruppe umfasst verschiedene Pflanzenfamilien und -gattungen.

Arten
Aubergine, Tomate, Paprika (Nachtschattengewächse), Gurke, Kürbis, Zucchini (Kürbisgewächse), Avocado (Lorbeergewächse), Kochbanane (Gattung *Musa*) u.a.

Grüne Bohnen und grüne Erbsen (Schmetterlingsblütler) werden zwar als Frischgemüse verzehrt. Ihre bioaktiven Substanzen sind jedoch eher mit denen der Hülsenfrüchte vergleichbar (siehe Hülsenfrüchte).

BAS
Carotinoide, Polyphenole (Flavonoide und Phenolsäuren), Phytosterine, Ballaststoffe.

Gesundheitswirkungen
Beugen Krebs vor, schützen vor Arteriosklerose und Folgeerkrankungen (Herzinfarkt, Schlaganfall), verhindern Blutgerinnsel, hemmen Mikroorganismen, stärken das Immunsystem, lindern Entzündungen, schützen vor Sehschäden (grauer Star, Maculadegeneration), senken den Cholesterinspiegel, fördern die Verdauung.

Einkauf
Die meisten Fruchtgemüse sind heute ganzjährig verfügbar. Allerdings gibt es deutliche geschmackliche Unterschiede zwischen einer wasserhaltigen Treibhaustomate, die auf einer Nährlösung gezogen wurde, und einer sonnengereiften, aromatisch schmeckenden Freilandtomate aus den sonnigen Regionen Südeuropas. Zudem bilden sich sekundäre Pflanzenstoffe, wie z.B. Flavonoide, erst unter der Einwirkung von UV-Licht und Wärme.

Frische Freilandtomaten erhält man etwa von Mai bis Oktober, reife Paprikaschoten von Juni bis November. Gurken und Zucchini sind typische Sommer- bzw. Spätsommergewächse, während die meisten Kürbisarten im Spätsommer und Herbst geerntet werden. Hauptsaison für Auberginen sind die Monate von August bis November.

Beim Einkauf sollte man auf kräftige, sortentypische Farben sowie feste Haut bzw. Hülle achten. Frische Tomaten, Paprika und Auberginen sehen prall und glänzend aus.

Lagerung und Verarbeitung

Bis auf verschiedene Kürbisarten, die trocken und kühl mehrere Monate gelagert werden können, sollten Fruchtgemüse möglichst frisch verzehrt werden. Die Flavonoide sind empfindlich gegen Sauerstoff und werden durch lange Lagerung abgebaut.

Kürbis enthält vor allem hitzbeständiges *Alpha-* und *Beta-Carotin*, Kochen schadet demnach nicht so sehr. Kochwasser wegen der ausgeschwemmten Mineralstoffe am besten mitbenutzen.

Abgesehen von Auberginen, Kochbananen, grünen Bohnen und einigen Kürbisarten eignen sich alle Fruchtgemüse auch zum rohen Verzehr.

Rezept-Tipp

Tomaten, Gurken und Paprika kommen in Salaten groß heraus. Aber auch gedünstet schmeckt beispielsweise Gurkengemüse mit Senfsoße oder ein selbst gemachtes Ratatouille hervorragend. Alle Fruchtgemüse lassen sich auch lecker im Backofen backen. Zucchini, Paprika, Auberginen und Kürbis in größere Streifen schneiden, mit etwas Öl bepinseln und auf dem Backblech ca. 20 Minuten backen. Dazu passt eine warme Tomatensoße, ein scharfes Gemüsechutney oder eine kalte Knoblauch-Joghurtsoße sehr gut.

Ungeschlagen unter den Kürbisrezepten ist die Kürbissuppe – cremig püriert und mit Weißwein, Sahne, Orangensaft oder Kürbiskernöl verfeinert. Abwechslung in die Kürbisküche bringt ein Ragout aus Hokkaidokürbis, Äpfeln und Curry oder Spaghettikürbis mit Tomatensoße.

Beispiel: Tomate

Gesundheitswirkungen

Tomaten gehören in letzter Zeit zu den Lieblingsfrüchten der Ernährungsforscher. Beliebtestes Gemüse sind sie bei uns

Deutschen mit über 14 kg pro Kopf und Jahr schon lange, allerdings hauptsächlich in Form von Ketchup und Dosenkonserven.

Das Carotinoid *Lykopin*, das der Tomate die tiefrote Farbe verleiht, scheint eine besonders wirksame Anti-Krebssubstanz zu sein. So war in verschiedenen Untersuchungen ein hoher Lykopinspiegel im Blut mit einem geringeren Risiko für Bauchspeicheldrüsen-, Gallenblasen- und Mastdarmkrebs verbunden. Ein hoher Verzehr unerhitzter Tomaten verringerte das Risiko für Tumoren im Verdauungstrakt, eine hohe Aufnahme lykopinreicher Lebensmittel senkte das Prostatakrebs-Risiko. Auch die Entwicklung von Gebärmutterschleimhautkrebs scheint durch *Lykopin* positiv beeinflusst zu werden.

Eine andere Studie kommt zu dem Ergebnis, dass die antioxidative Wirkung von *Lykopin* möglicherweise die Entstehung von Herzinfarkt verhindern kann.

Auch auf eine Cholesterin senkende Wirkung von *Lykopin* gibt es erste Hinweise. Dieser Effekt wird vermutlich durch die ebenfalls in Tomaten enthaltenen Phytosterine unterstützt.

Einkauf

Frische Tomaten gibt es von Ende Mai bis Anfang Oktober. Besonders bei Tomaten ist der Unterschied zwischen Treibhaus- und Freilandware deutlich zu sehen und zu schmecken. Möchte man auch während der kalten Jahreszeit nicht auf Tomaten verzichten, sollte man darauf achten, ob in den jeweiligen Herkunftsländern gerade Erntezeit ist. Allerdings muss man dann weite Transportwege in Kauf nehmen, die ökologisch bedenklich sind. Zudem enthält unreif geerntetes Gemüse deutlich weniger sekundäre Pflanzenstoffe als solches, das ausreichend Wärme, Sonne und Zeit zum Reifen hatte.

Lagerung und Verarbeitung

Tomaten sollten so frisch wie möglich verzehrt werden. Sie sind äußerst vielfältig in der Anwendung und können hervorragend roh verzehrt werden, zum Beispiel als Brotbelag, Pausensnack, Salat usw. Die Haut möglichst mit verzehren, denn dort ist der Flavonoidgehalt (vor allem von *Quercetin*) etwa 50-mal höher als im restlichen Gewebe.

Da alle Carotinoide fettlöslich sind, kann deren Aufnahme durch das Hinzufügen von ein wenig Fett verbessert werden. Besonders gut zu Tomaten passt beispielsweise kaltgepresstes Olivenöl. Bei verarbeiteten Lebensmitteln, wie gekochten Tomaten, ist die Carotinoid-Aufnahme deutlich höher als bei rohen, da die Substanzen dann aus den Zellen freigesetzt sind und besser resorbiert werden können. *Lykopin* ist hitzebeständig, der Gehalt ändert sich durch das Kochen praktisch nicht.

Über 90 Prozent unseres gesamten *Lykopins* nehmen wir durch Tomaten und Tomatenprodukte auf.

Rezept-Tipp

Frische Tomaten können in vielen Varianten auf den Tisch kommen: In Scheiben geschnitten mit Zwiebelringen auf dem Butterbrot, mit Mozzarella und Basilikum serviert, mit Hüttenkäse gefüllt oder fein püriert in Gazpacho, einer kalten Gemüsesuppe aus Spanien. Aber auch gekocht, gebacken und gegrillt schmeckt die Götterfrucht unvergleichlich. Wie wäre es beispielsweise mit einem tomatigen Ratatouille, mit Käse überbackenen ganzen Tomaten oder einer Tomatenquiche? Im Winter, wenn keine schmackhaften frischen Tomaten erhältlich sind, erfüllen auch eingekochte Tomaten und Tomatenmark gute Dienste. Tomatenmark gibt vielen Gemüse- und Pilzragouts eine pikante Note und gehört natürlich in jede Tomatensuppe und -soße.

Knollen- und Wurzelgemüse

Botanik

Unter dem Begriff Knollen- und Wurzelgemüse werden alle Gemüsearten zusammengefasst, von denen zumeist nur die Speicherorgane (verdickte Wurzeln, Knollen) verzehrt werden. Botanisch zählen hierzu viele verschiedene Pflanzenfamilien und -gattungen.

Arten

Kartoffel (Nachtschattengewächse), Möhre, Knollensellerie, Pastinake, Wurzelpetersilie (Doldengewächse), Rettich, Radieschen, Weiße Rübe, Kohlrübe/Steckrübe, Teltower Rübchen, Meerrettich (Kreuzblütler), Rote Bete (Gänsefußgewächse), Schwarzwurzel, Topinambur/Erdapfel (Korbblütler), Süßkartoffel/Batate (Windengewächse), Maniok/Cassava/Tapioka (Wolfsmilchgewächse), Yamswurzel (Yamswurzelgewächse) u.a.

BAS

Carotinoide, Polyphenole (Flavonoide und Phenolsäuren), Ballaststoffe, Glukosinolate (Kreuzblütler wie Rettich, Rüben und Meerrettich), Protease-Inhibitoren (Kartoffel), Monoterpene (Sellerie).

Gesundheitswirkungen

Beugen Krebs vor, schützen vor Arteriosklerose und Folgeerkrankungen (Herzinfarkt, Schlaganfall), verhindern Blutgerinnsel, hemmen Mikroorganismen, stärken das Immunsystem, lindern Entzündungen, schützen vor Sehschäden (grauer Star, Maculadegeneration), senken den Cholesterinspiegel, senken den Blutdruck, fördern die Verdauung.

Einkauf

Durch ihre Artenvielfalt haben Knollen- und Wurzelgemüse fast immer Saison. Knollensellerie und Pastinake begleiten uns durch Herbst und Winter, während Rettich und Radieschen vor allem im Frühling und Sommer angeboten werden. Der Herbst gehört den Rüben und Schwarzwurzeln. Neue Kartoffeln sind ab Mai/Juni auf dem Mark; durch die gute Lagerfähigkeit stehen uns die stärkereichen Knollen jedoch das ganze Jahr über zur Verfügung.

Auch bei den gesundheitsfördernden Wurzeln und Knollen gilt: Wer saisonales, ausgereiftes Gemüse kauft, sichert sich die meisten sekundären Pflanzenstoffe. Ebenso steht dem regionalen Einkauf nichts in Wege, denn fast alle Knollen- und Wurzelgemüse werden auch in Deutschland angebaut.

Tropische Knollengemüse wie Maniok und Yamswurzeln stellen aufgrund ihres Stärkereichtums für einen großen Teil der Weltbevölkerung wichtige Grundnahrungsmittel dar. Bei uns sind sie meist nur in Asien- oder Afrikaläden erhältlich.

Lagerung und Verarbeitung

Kartoffeln, Möhren und Pastinaken eignen sich zum Einkellern und sind so Wochen bis Monate haltbar. Auch kompakte Knollen wie Sellerie, Wurzelpetersilie und Schwarzwurzeln können bei luftiger und kühler Lagerung einige Zeit aufbewahrt werden. Wasserreiche Wurzeln wie junge Möhren, Rettich, Radieschen und die meisten Rübenarten sollten dagegen möglichst rasch verbraucht werden.

Außer Kartoffeln, Schwarzwurzeln, Maniok und Yamswurzeln können fast alle Knollengemüse auch roh verzehrt werden. Der zum Teil sehr starke Eigengeschmack lässt sich durch Garen jedoch etwas abmildern, zum Beispiel bei Sellerie und Pastinaken. Zudem steigt die Bekömmlichkeit.

Maniok und Yamswurzeln enthalten giftige Alkaloide, die durch Kochen zerstört werden.

Rezept-Tipp

Wurzelgemüse eignet sich hervorragend für Suppen und Eintöpfe. Ohne Möhren, Sellerie und Kartoffeln sind deftige Gemüsesuppen undenkbar. Die weniger bekannten Petersilienwurzeln und Pastinaken lassen sich wie Möhren in Gemüseragouts, Suppen, Aufläufen und Bratlingen verarbeiten. Lecker sind beispielsweise geriebene Pastinaken, die mit Ei und Vollkornmehl vermischt und in der Pfanne wie Kartoffelpuffer ausgebacken werden. Köstlich schmecken auch in Scheiben geschnittene Pastinaken und Sellerie, die in etwas Öl in der Pfanne gebraten werden. Selbst für Salate sind viele Wurzelgemüse geeignet. Rettich und Radieschen werden sowieso überwiegend roh verzehrt. Aber auch Sellerie, Möhren, Pastinaken und Petersilienwurzeln können fein gerieben und mit Äpfeln, Lauch, Nüssen und einem Zitronensaftdressing kombiniert werden. Lecker sind beispielsweise Pastinaken mit Erdnuss-Joghurtsoße oder Selleriesalat mit Birnen und Walnüssen.

Beispiel: Möhre

Gesundheitswirkungen

Möhren bzw. Karotten sind unschlagbare *Beta-Carotin*-Lieferanten: Sie enthalten etwa 8 Milligramm pro 100 Gramm und haben dem bioaktiven Pflanzenstoff den Namen gegeben.

Neben der Provitamin-A-Funktion – aus einem Molekül *Beta-Carotin* können im Organismus zwei Moleküle Vitamin A entstehen, das für unseren Sehsinn unentbehrlich ist – hat *Beta-Carotin* viele gesundheitsfördernde Eigenschaften. Durch seine starke antioxidative Wirkung schützt Beta-Carotin LDL-Cholesterin vor Schädigungen durch Freie Radikale. Das verhindert Cholesterinablagerungen an den Gefäßwänden – ein bedeutender Risikofaktor für arteriosklerotische Folgeerkrankungen wie Herzinfarkt und Schlaganfall.

Beta-Carotin hilft dabei, Krebs vorzubeugen, indem es Zellkerne und die Erbinformation DNA vor oxidativen Schädigungen schützt. In Untersuchungen zeigte sich, dass insbesondere das Lungenkrebsrisiko bei einem hohen Verzehr *Beta-Carotinoid*-reicher Lebensmittel sinkt. Andere Studien kamen auch bei vielen weiteren Krebsarten, wie Gebärmutterhals-, Speiseröhren-, Magen-, Brust- und Prostatakrebs, zu ähnlich positiven Ergebnissen.

Die isolierte Aufnahme von *Beta-Carotin*-Präparaten hingegen führte in einer Langzeitstudie mit Rauchern zu einem erhöhten Risiko, an Lungenkrebs zu erkranken. Offensichtlich haben isolierte Lebensmittelinhaltsstoffe unerwünschte Effekte, die beim Verzehr der entsprechenden Nahrungsmittel nicht auftauchen.

Die Stimulation des Immunsystems durch verschiedene Carotinoide trägt wahrscheinlich ebenfalls zur Krebsvorbeugung bei und schützt gleichzeitig vor Infektionskrankheiten.

Neben *Beta-Carotin* sorgt vor allem der hohe Gehalt an löslichen Ballaststoffen in Möhren dafür, dass der Cholesterinspiegel sinkt und der Anteil des »gesunden« HDL-Cholesterins im Blut ansteigt.

Außerdem wirken die Ballaststoffe verdauungsfördernd.

Einkauf

Etwa ab Mitte Juni werden die knackig-frischen Bundmöhren mit Kraut angeboten, die sich besonders für den Rohverzehr eignen. Da das grüne Kraut den Möhren Wasser entzieht, sollte es abgeschnitten werden. Verschiedene Küchen verwenden das Kraut allerdings mit, beispielsweise beim milchsauren Einlegen.

Im Laufe des Sommers kommen dann robustere Möhrensorten auf den Markt, die schließlich ab Oktober von den gröberen Herbst- und Wintermöhren abgelöst werden.

Alle Wurzelgemüse sind starke Nitratsammler. Ausgereiftes Freilandgemüse, möglichst aus ökologischer Landwirtschaft, bevorzugen!

Lagerung und Verarbeitung

Die Herbst- und Wintermöhren können problemlos eingelagert werden, beispielsweise in einer Holzkiste, in die abwechselnd eine Lage Sand oder trockene Erde und eine Lage Möhren geschichtet wird. Kühl und luftig aufstellen, am besten im Keller.

Die Aufnahme der fettlöslichen Carotinoide kann durch den gleichzeitigen Verzehr von Fett deutlich gesteigert werden. Die Carotinoid-Aufnahme aus verarbeiteten Lebensmitteln, wie gekochte Möhren, ist deutlich höher ist als bei roh verzehrten. Also: Möhren sowohl roh als auch gegart regelmäßig in den Speiseplan einbauen.

Rezept-Tipp

Möhren sind sehr vielseitig und können auf unterschiedlichste Weise zubereitet werden. Sie eignen sich als Rohkost, zum Entsaften, als Gemüsebeilage, bereichern Eintöpfe und Suppen, können gebacken und sogar als Süßspeise serviert werden. Lecker ist zum Beispiel der bekannte Rüblikuchen, bei dem Möhren mit Haselnüssen oder Mandeln und einem Biskuitteig kombiniert werden. Ein schnelles und einfaches Gericht ist Möhren-Kartoffeleintopf, der mit reichlich gehackter Petersilie und etwas saurer Sahne serviert wird. Bei Kindern sind Möhren ohnehin beliebt, gedünstet mit Erbsen, roh zum Knabbern oder fein gerieben im Quark oder Pfannenkuchen. Auch Möhrensaft ist eine gute Carotinoidquelle und schmeckt sowohl pur lecker als auch mit Apfelsaft oder Buttermilch gemixt.

Obst

Botanik

Als Obst werden die essbaren, oft fleischigen und saftreichen Früchte und Samenkerne von Kultursorten bezeichnet. Die meisten Arten sind Früchte von mehrjährigen Obstgehölzen.

Botanisch werden Kernobst, Steinobst, Beerenobst, Südfrüchte und Schalenobst (siehe Kapitel Nüsse) unterschieden. Unter Wildfrüchten versteht man nichtkultiviertes Obst, das in freier Natur gesammelt wird.

Arten

Kernobst: Obstarten, die ein Kernhaus besitzen, wie Apfel, Birne, Quitte u.a. (Familie der Rosengewächse).

Steinobst: Obstarten mit einem verholzten Kern, wie Pflaume, Kirsche, Pfirsich, Nektarine, Aprikose u.a.

Beerenobst: Weiche Obstarten, die zumeist viele Samen enthalten, wie Erdbeere, Brombeere, Himbeere, Blaubeere, Johannisbeere, Stachelbeere, Weintraube u.a.

Südfrüchte/Exoten: Obstarten aus tropischen und subtropischen Ländern, wie Ananas, Banane, Feige, Kaki, Litschi, Mango, Papaya, Passionsfrucht, alle Zitrusfrüchte u.a.

Zitrusfrüchte (Gattung *Citrus*): Grapefruit, Pampelmuse, Mandarine, Apfelsine, Zitrone u.a.

BAS

Carotinoide, Phenolsäuren, Flavonoide, Monoterpene, Ballaststoffe.

Gesundheitswirkungen

Beugen Krebs vor, schützen vor Arteriosklerose und Folgeerkrankungen (Herzinfarkt, Schlaganfall), schützen vor Sehschäden (grauer Star, Maculadegeneration), lindern Entzündungen, hemmen Mikroorganismen, senken den Cholesterinspiegel, regulieren den Blutzuckerspiegel, fördern die Verdauung.

Einkauf

Frisches Obst lockt uns schon allein durch seine Farbenpracht an: Rote, gelbe und orange Früchte enthalten Carotinoide, blaue, violette und rote Farben entstehen durch die

Anthozyane, eine Untergruppe der Flavonoide. Für den aromatischen Duft und Geschmack der meisten Obstarten sind Monoterpene verantwortlich, natürliche Aromastoffe aus dem Pflanzenreich.

Wie beim Gemüse schmeckt ausgereiftes, saisonales Obst aus der Region am besten. Außerdem hatte es ausreichend Zeit, Wärme und Sonne, um die wichtigen sekundären Pflanzenstoffe zu bilden.

Frische ist beim Obst oberstes Gebot, denn viele Früchte verderben schnell und werden von Schimmel befallen oder fangen an zu gären. Um Schimmelbefall zu verhindern, werden die Schalen von Südfrüchten oft mit Überzugs- oder Konservierungsmitteln behandelt. Solche Schalen sind nicht zum Verzehr geeignet.

Wer Bio-Ware einkauft, kann sicher gehen, dass das Obst wirklich unbehandelt ist. Und zwar nicht nur nach der Ernte, sondern bereits während der Erzeugung. Gerade bei der konventionellen Obsterzeugung wird eine Vielzahl von Pestiziden eingesetzt, die die Umwelt belasten. Und deren Rückstände haben wir alle auf dem Teller. Vergleichende Untersuchungen zeigen, dass Obst aus ökologischer Landwirtschaft deutlich geringer mit Schadstoffen belastet ist als solches aus konventioneller Produktion.

Durch die Bevorzugung regionaler Erzeugnisse vermeidet man lange, Energie und Rohstoffe verbrauchende Transportwege und unterstützt gleichzeitig die heimische Landwirtschaft. Natürlich gibt es dann keine Erdbeeren zu Weihnachten – aber vielleicht können wir uns so wieder mehr auf die ersten roten Beeren freuen, die den Sommer ankündigen.

Lagerung und Verarbeitung

Frisches Obst liefert uns neben vielen bioaktiven Substanzen auch bedeutende Mengen an lebenswichtigen Vitaminen und Mineralstoffen. Viele Vitamine und sekundäre Pflanzenstoffe bauen sich während der Lagerung ab, vor allem durch den

Einfluss von Licht und Sauerstoff. Obst sollte deshalb möglichst sofort verzehrt werden. Ist das einmal nicht möglich, kann es auch eingekocht, entsaftet oder zu Marmelade verarbeitet werden. Allerdings gehen dadurch hitzeempfindliche Inhaltsstoffe verloren. Wenn sich die Schale zum Verzehr eignet, sollte das Schälen möglichst vermieden werden. Bei Äpfeln stecken beispielsweise direkt unter der Schale wertvolle Flavonoide.

Rezept-Tipp

Obst ist in frischer unerhitzter Form am wertvollsten – ob zum Frühstück, ins Müsli, als Zwischenmahlzeit oder zum Nachtisch. Auch in allen Quarkspeisen sowie auf Tortenböden schmeckt frisches, klein geschnittenes Obst sehr lecker. Weiche Früchte wie Beeren und Bananen lassen sich gut pürieren und zu Milchshakes oder Nachspeisen verarbeiten. Köstlich ist auch eine fruchtige Erdbeer- oder Brombeersoße zu Pudding, Reisbrei oder süßen Klößen. Auch in herzhaften Salaten ist Obst gut aufgehoben, vor allem Äpfel und Orangen passen zu nahezu jedem Gemüse, von Avocados bis zu Zucchini. Lecker ist beispielsweise ein fruchtiger Krautsalat mit Äpfeln und Weintrauben oder Chicoreesalat mit Orangenfilets und einer Soße aus zerdrückten Bananen und Joghurt. Frisches Obst kann man zudem überall hin mitnehmen, in die Schule, ins Büro, zum Sport oder auf Reisen.

Aber auch in gekochter Form können einige sekundäre Pflanzenstoffe noch genutzt werden. Obst passt zu allen Arten von Kuchen und Gebäck, vom Apfelstrudel bis zum Lebkuchen, in süße Aufläufe und herzhafte Gerichte mit süßsaurer Note. Köstlich schmeckt beispielsweise Kürbis oder Sauerkraut mit Apfel kombiniert. Viele Suppen, Soßen, Gemüse- und Fischgerichte erhalten durch einen Schuss frisch gepressten Zitronen- oder Orangensaft ein feinsäuerliches Aroma.

Hülsenfrüchte

Botanik

Hülsenfrüchte bzw. *Leguminosen* (legumen = Hülse) sind die reifen, getrockneten Samen von Bohnen, Erbsen, Kichererbsen und Linsen. Botanisch gehören sie zur Familie der Schmetterlingsblütler (*Papilionaceae*).

Hülsenfrüchte, deren halbreif geerntete Hülsen mitsamt der enthaltenen Samen verzehrt werden, zählen zum Frischgemüse (Stangenbohnen, Buschbohnen, Markerbsen, Zuckererbsen, verschiedene tropische Bohnenarten).

Auch die Erdnuss gehört botanisch zu den Leguminosen, wird jedoch wegen ihrer Nährstoffzusammensetzung (hoher Fettgehalt) und ihrer Verwendung in Küche und Nahrungsmittelindustrie meist zu den Nüssen gezählt.

Arten

Bohnen wie Gartenbohne, Stangenbohne, weiße Bohne, rote Kidneybohne, schwarze Bohne, Wachtelbohne, Feuerbohne, Limabohne (Phaseolus-Arten), Mottenbohne, Adzukibohne, Urdbohne, Mungbohne, Dicke Bohne (Vigna-Arten), Sojabohne, Flügelbohne, Helmbohne u.a.

Erbse, Kichererbse, Linsen (in vielen Variationen).

BAS

Saponine, Protease-Inhibitoren, Phytinsäure, Ballaststoffe, Phytoöstrogene (Sojabohnen), Carotinoide und Phenolsäuren (grüne Bohnen, grüne Erbsen).

Gesundheitswirkungen

Beugen Krebs vor, schützen vor Arteriosklerose und Folgeerkrankungen (Herzinfarkt, Schlaganfall), hemmen Mikroorganismen, stärken das Immunsystem, senken den Cholesterinspiegel, regulieren den Blutzuckerspiegel, fördern die Verdauung.

Einkauf

Hülsenfrüchte gibt es in unzähligen Variationen. Allein in Indien werden etwa 50 Linsensorten angebaut. In vielen Regionen der Erde sind Hülsenfrüchte neben Getreide aufgrund ihres Reichtums an Protein und Kohlenhydraten tägliches Grundnahrungsmittel.

Im Speiseplan unserer Großeltern hatten Hülsenfrüchte noch einen hohen Stellenwert. Doch während der letzten 150 Jahre ist der Verbrauch in Deutschland stetig gesunken: 1850 aßen unsere Vorfahren jährlich noch über 20 Kilogramm pro Kopf, heute dagegen sind es weniger als 1 Kilogramm.

Getrocknete Hülsenfrüchte sind aufgrund ihrer langen Haltbarkeit das ganze Jahr über verfügbar. Grüne Erbsen und grüne Bohnen werden als Frischgemüse vor allem in den Sommermonaten angeboten. Beim Einkauf auf knackige, dunkelgrüne Ware achten! Verschrumpelte, gelbe Schoten deuten auf Wasserverlust und lange Lagerung hin.

Eine große Auswahl an Bohnen, Linsen und Kichererbsen gibt es in türkischen Geschäften oder Asien- und Indienläden.

Lagerung und Verarbeitung

Grüne Erbsen und grüne Bohnen sind Frischgemüse und sollten schnell verbraucht werden.

Getrocknete Hülsenfrüchte sind bei trockener Lagerung mehrere Jahre haltbar.

Verschiedene Phaseolus-Arten (wie grüne Bohnen, weiße Bohnen u.a.) enthalten das giftige Glykosid *Phasin*, das eine tödliche hämorrhagische Gastroenteritis verursachen kann, durch Erhitzen aber zerstört wird.

Die in Hülsenfrüchten vorhandenen Lektine (*Hämagglutinine*) können zur Verklumpung der roten Blutkörperchen führen. Durch das Keimen (z.B. Sojasprossen) werden die Lektine weitgehend abgebaut, Kochen zerstört sie fast vollständig. Möglicherweise haben Lektine jedoch auch eine gesundheitsfördernde Wirkung bei Dickdarmkrebs.

Vor allem die Limabohne, aber auch andere Hülsenfrüchte setzen giftige Blausäure frei. Durch Kochen verflüchtigt sich die Blausäure – das Koch- und Einweichwasser sollte jedoch weggeschüttet werden.

Hülsenfrüchte kann man in der Küche sehr vielseitig und abwechslungsreich einsetzen. Die Kochzeit lässt sich durch Einweichen über Nacht deutlich verkürzen.

Gekeimte Hülsenfrüchte sind fester Bestandteil der asiatischen Küche, sollten vor dem Verzehr jedoch blanchiert werden, um verbliebene Lektine zu zerstören.

Rezept-Tipp

Neben der Verwendung in Eintöpfen, Suppen und Salaten können Hülsenfrüchte als Hauptkomponente (z.B. Chili con/sin carne), als Beilage (z.B. grüne Bohnen) und als Soße (z.B. rote Dal-Linsen) serviert werden. Köstlich ist beispielsweise ein Salat aus weißen Bohnen mit getrockneten Tomaten und Knoblauch oder aus Berglinsen mit Äpfeln und Möhren. Aus Kichererbsenmehl entstehen Falafeln, frittierte Bällchen, die zu Salat, Joghurtsoße und Fladenbrot gereicht werden. Aber auch als Ganzes schmecken gekochte Kichererbsen beispielsweise in einem Gemüseragout mit Zucchini, Auberginen und Tomaten lecker. Gekochte und grob pürierte Hülsenfrüchte sind auch eine gute Grundlage für knusprige Bratlinge. Sie können mit klein geschnittenen Zwiebeln und Gemüse verfeinert werden. Ein Ei und etwas Vollkornmehl sorgen dafür, dass die Bratlinge nicht auseinanderfallen.

Sprossen von Linsen, Kichererbsen oder Mungobohnen können in kleinen Mengen auch roh zu Salat verarbeitetet werden. Gekeimte Hülsenfrüchte sind zudem eine gute Möglichkeit die Kochzeit zu verkürzen. Sie müssen in Gemüsepfannen und Suppen nur wenige Minuten mitkochen, bis sie gar sind.

Beispiel: Sojabohne

Gesundheitswirkungen

Die Sojabohne erweist sich mittlerweile als wahres Gesundheitselixier, insbesondere bei der Krebsvorbeugung. Viele Untersuchungen belegen eindrucksvoll, dass Bevölkerungen mit hohem Verzehr von Sojabohnen und daraus hergestellten Produkten, wie Tofu, Tempeh oder Sojamilch, ein deutlich geringeres Risiko für verschiedene Krebsarten aufweisen. Das gilt vor allem für hormonbezogene Tumorarten wie Brust-, Gebärmutterschleimhaut- und Prostatakrebs.

Die Schutzwirkung wird insbesondere auf die reichlich in Sojabohnen enthaltenen Phytoöstrogene zurückgeführt. Diese scheinen den Hormonstoffwechsel zu beeinflussen, indem sie sowohl eine leichte Östrogenaktivität entfalten, als auch als Anti-Östrogene wirken (siehe Seite 28, Polyphenole). Darüber hinaus hemmen sie die Aktivierung von Kanzerogenen und die Bildung neuer Blutgefäße. Das kann dazu führen, dass ein Tumor unzureichend mit Blut und Nährstoffen versorgt und somit am Wachstum gehindert wird.

Auch die Protease-Inhibitoren der Sojabohne hemmen die Krebsentstehung. In Studien wurde vor allem die Entwicklung von Dickdarm-, Mundhöhlen-, Lungen-, Leber- und Speiseröhrenkrebs positiv durch die Enzymhemmer beeinflusst.

Verschiedene Untersuchungen kommen zu dem Ergebnis, dass eine sojareiche Ernährung auch vor Herz-Kreislauf-Erkrankungen schützt. Möglicherweise sind hierfür ebenfalls die Phytoöstrogene verantwortlich.

Auch die reichlich in Sojabohnen und anderen Hülsenfrüchten vorhandenen Ballaststoffe und Saponine sorgen dafür, Risikofaktoren für Arteriosklerose und Folgeerkrankungen zu reduzieren. So können Sojaprodukte den Cholesterinspiegel senken und LDL-Cholesterin vor schädlicher Oxidation schützen.

Ferner gibt es Hinweise darauf, dass Phytoöstrogene die Knochendichte bzw. die Knochensubstanz positiv beeinflussen.

Die schonende Regulation des Blutzuckerspiegels ist neben Phytoöstrogenen, der Phytinsäure und den Ballaststoffen offensichtlich auch auf die spezielle Zusammensetzung der Stärke in Hülsenfrüchten zurückzuführen.

Einkauf

Wie alle getrockneten Hülsenfrüchte sind Sojabohnen ganzjährig erhältlich. Hauptexporteure sind übrigens keineswegs asiatische Länder, aus denen die Sojabohne ursprünglich stammt, sondern die USA, Brasilien und Argentinien. In den meisten Erzeugerländern werden inzwischen überwiegend gentechnisch veränderte Sojasorten angebaut, die zumeist mit einer Herbizidresistenz, teilweise auch mit einer veränderten Fettsäuren- und Aminosäurenzusammensetzung versehen sind.

Wer gentechnikfreie Sojabohnen bevorzugt, ist gut beraten, Öko-Ware zu kaufen. Sowohl die deutschen Naturkosthersteller als auch die EU-Öko-Verordnung garantieren einen Verzicht auf die Verwendung gentechnisch veränderter Organismen. Einige der deutschen Naturkostfirmen verwenden sogar nur einheimische Sojabohnen, die meist aus Anbauprojekten in Süddeutschland stammen.

Lagerung und Verarbeitung

Der überwiegende Teil der weltweiten Sojaerzeugung wandert in die Ölherstellung sowie in die Futtermittelindustrie. Größter Importeur des so genannten Ölpresskuchens sind übrigens die Mastbetriebe der EU.

Ganze Sojabohnen können als gekochte Beilage, in Suppen oder in Form von Sojasprossen serviert werden. Vielfältige Verwendungsmöglichkeiten bieten die zahlreichen Sojaprodukte. Vor allem in Ostasien hat die Herstellung von Sojaprodukten für die menschliche Ernährung eine lange Tradition.

Tofu, auch »Fleisch des Feldes« genannt, ist in Japan, Korea, China und anderen Ländern Asiens ein wichtiges Nahrungsmittel, das dort mehrmals pro Woche auf den Tisch kommt. Ausgangsprodukt des »Sojabohnenquarks« ist geronnene »Sojamilch«. Diese wird hergestellt, indem vermahlene Sojabohnen mit Wasser aufgekocht werden. Anschließend wird die Masse abgepresst und es entsteht die weiße Sojamilch, die ähnlich wie Milch weiterverarbeitet werden kann, beispielsweise zu Sojajoghurt, Sojapudding oder einem Soja-Kakaogetränk.

Aus Indonesien stammt *Tempeh*, eine feste Masse, die gekocht, gebraten und frittiert werden kann. Hierzu werden ganze Sojabohnen mithilfe von Schimmelpilzkulturen fermentiert.

Das milchsauer vergorene *Miso* ist eine dunkle Würzpaste aus Sojabohnen, Kochsalz und Getreide, die mehrere Monate gärt. Die Mischung dient in der japanischen und koreanischen Küche als Suppengrundlage und Gewürz.

Auch verschiedene salzhaltige Sojasoßen sind wichtiger Bestandteil der asiatischen Küche, z.B. *Shoyu*, *Tamari* und *Ketjap*.

Da Phytoöstrogene sehr hitzestabil sind, enthalten auch verarbeitete Sojaprodukte wie Tempeh, Miso, Tofu und Sojamilch noch beträchtliche Mengen (Ausnahme: Sojasoße). Aus fermentierten Produkten wie Miso und Tempeh lassen sich die Phytoöstrogene sogar deutlich besser aufnehmen.

Bei verarbeiteten Sojaprodukten gibt es erhebliche Qualitätsunterschiede zwischen traditionellen und industriellen Herstellungsverfahren. Naturkosthersteller orientieren sich an überlieferten, zeitaufwändigen Methoden, insbesondere bei Produkten, die eine gewisse Reifedauer benötigen. Diese Methoden garantieren die optimale Entwicklung der Inhaltsstoffe sowie der typischen Merkmale wie Aussehen, Konsistenz, Geruch und Geschmack. Zudem stammen die Rohstoffe aus ökologischer Landwirtschaft unter Verzicht auf Gentechnik.

Rezept-Tipp
Ganze gekochte Sojabohnen lassen sich wie getrocknete Erbsen oder Linsen für Eintöpfe und Aufläufe verwenden. Fein gemahlenes Sojamehl kann gut dem Teig von Kuchen und Keksen zugegeben werden. Sojamehl kann durch das darin enthaltene Lecithin sogar Eier im Rezept ersetzen, was vor allem für Ei-Allergiker interessant ist. Sojasprossen geben Gemüseragouts und Wokgerichten eine asiatische Note. Sie werden nach dem Garen unter das heiße Gericht gerührt. Lecker schmeckt eine Gemüsepfanne mit Chinakohl, Möhren, Sellerie und Sojasprossen, die mit Ingwer, Kokosmilch und Sojasoße gewürzt wird. Die Sprossen können aus Mungobohnen entweder selbst gezogen werden oder sind in asiatischen Geschäften und einigen Naturkostläden frisch erhältlich. Stärker verbreitet ist hierzulande jedoch Tofu, der in vielen Fleischersatzprodukten steckt, wie in Sojawürstchen und in Sojabratlingen. Aber auch pur und geräuchert wird der schnittfeste Sojaquark angeboten. Tofu lässt sich in Würfel geschnitten in der Pfanne anbraten und gut mit Sojasoße und Zitronensaft würzen. Gebratene Tofuwürfel schmecken beispielsweise über Blattsalate oder warme Gemüsegerichte gestreut lecker. Oder Sie probieren einmal ein Tofu-Curry aus, bei dem die Tofuwürfel mit Zwiebel, Banane und Birne gedünstet und mit Sahne, Curry und Sojasoße gewürzt werden. Der Sojaquark lässt sich auch pürieren und kann mit Obst zu Nachspeisen oder in Kuchen verarbeitet werden.

Nüsse und Ölsamen

Botanik

Nüsse und Ölsamen gehören botanisch vielen verschiedenen Familien und Gattungen an. Vom Handel werden Nüsse unter dem Begriff Schalenobst zusammengefasst. Die Erdnuss gehört botanisch zu den Hülsenfrüchten, wird aufgrund ihres hohen Fettgehalts und ihrer Verwendungsmöglichkeiten jedoch meist zu den Nüssen gezählt.

Ölsamen sind die fettreichen Samen verschiedener Pflanzenarten, aus denen Speiseöl gewonnen wird.

Arten

Nüsse: Cashewnuss (Familie der *Anacardiaceae*), Edelkastanie (Buchengewächse), Haselnuss (Birkengewächse), Kokosnuss (Palmen), Macadamianuss (Macadamiabaum), Mandel (Rosengewächse), Paranuss (Topffruchtbaumgewächs), Walnuss und Pekannuss (Walnussgewächse), Pinienkerne (Kieferngewächse), Pistazie (Sumachgewächse), Erdnuss (Schmetterlingsblütler).

Ölsamen: Baumwollsaat (Malvengewächse), Hanf (Hanfgewächse), Leinsamen (Leingewächse), Mohn (Mohngewächse), Kürbiskerne (Kürbisgewächse), Raps und Senf (Kreuzblütler), Rizinus (Wolfsmilchgewächse), Sesam (*Pedaliaceae*) und Sonnenblumenkerne (Korbblütler).

Für den direkten menschlichen Verzehr, z.B. als Müslizutat oder zum Bestreuen von Brot, sind Hanfsaat, Kürbiskerne, Mohn, Sesam, Leinsamen und Sonnenblumenkerne geeignet.

BAS

Phenolsäuren (Nüsse), Phytoöstrogene (vor allem Leinsamen), Phytosterole, Ballaststoffe.

Gesundheitswirkungen

Beugen Krebs vor, schützen vor Arteriosklerose und Folgeerkrankungen (Herzinfarkt, Schlaganfall), hemmen Mikroorganismen, senken den Cholesterinspiegel, fördern die Verdauung.

Einkauf

Ungeschälte Nüsse werden in Deutschland hauptsächlich in der Weihnachtszeit angeboten, geschälte Nüsse gibt es das ganze Jahr.

Vor allem Pistazien und Erdnüsse, aber auch Haselnüsse gerieten in der Vergangenheit wiederholt wegen unerlaubt hoher Belastungen mit Schimmelpilzgiften, den *Aflatoxinen*, in die Schlagzeilen. Diese hochgiftigen Substanzen, die vor allem bei unsachgemäßer Lagerung entstehen, schädigen Leber und Nervensystem und gelten als starke Kanzerogene. Aus diesem Grunde rät das Bundesinstitut für gesundheitlichen Verbraucherschutz und Veterinärmedizin seit 1997 vom Verzehr iranischer Pistazien ab.

Ölsamen werden sowohl sortenrein als auch in vielen Mischungen und verarbeiteten Produkten, wie Studentenfutter, Müsli oder auf Brot gestreut, angeboten.

Lagerung und Verarbeitung

Da Aflatoxine farb-, geruch- und geschmacklos sind und durch Hitzeeinwirkung nur teilweise zerstört werden, sollten Nüsse, die in irgendeiner Weise untypisch sind, sicherheitshalber nicht verzehrt werden. Die Belastung gemahlener Nüsse oder aus Nüssen hergestellter Produkte ist mit bloßen Augen meist nicht zu erkennen. Es empfiehlt sich deshalb, ganze Nüsse zu kaufen, auf Schimmelbelag zu kontrollieren und ggf. selbst zu zerkleinern. Unbedingt trocken und luftig aufbewahren!

Aufgrund ihres hohen Fettgehalts können Nüsse und Ölsamen nicht unbegrenzt gelagert werden. Insbesondere die reichlich enthaltenen, gesundheitsfördernden, mehrfach ungesättigten Fettsäuren sind leicht verderblich. Werden sie vom Luftsauerstoff angegriffen, riechen Nüsse und Ölsamen ranzig und sollten nicht mehr verzehrt werden.

Rezept-Tipp
Nüsse und Ölsamen eignen sich hervorragend als gelegentlicher Snack, zu Joghurt oder selbst gemixtem Müsli, zu Suppen, als geröstete Salatzutat und natürlich für selbst gebackenes Brot. Fein gerieben oder grob gehackt geben Sie Kuchen und Keksen eine nussige Note. Lecker ist zum Beispiel Schokoladenkuchen mit Walnusstückchen oder Nussecken mit gehackten Mandeln, Haselnüssen sowie ganzen Sonnenblumenkernen und Sesamsamen. Aber auch aus der herzhaften Küche sind Nüsse und Samen nicht mehr wegzudenken. Probieren Sie einmal Möhren-Apfelsalat mit geriebenen Haselnüssen oder eine scharfe Erdnusssoße zu gedünstetem Blumenkohl aus. Für letzteres wird Ednussmus zu angeschwitzten Zwiebeln gegeben und mit Milch oder Kokosmilch verrührt. Nuss- und Sesammus ist auch lecker als Brotaufstrich und verfeinert Salatsoßen.

Beispiel: Walnuss

Gesundheitswirkungen

Walnüsse haben sich in verschiedenen wissenschaftlichen Untersuchungen als probate Herzschützer erwiesen. So zeigen epidemiologische Studien, dass Personen, die reichlich Nüsse essen, seltener einen Herzinfarkt erleiden oder an koronaren Herzerkrankungen sterben.

Zurückgeführt wird dieser Effekt auf die reichlich enthaltenen Antioxidanzien, die beispielsweise LDL-Cholesterin vor dem Angriff Freier Radikale schützen. Die wirksamsten Radikalfänger in Walnüssen sind Vitamin E und die Phenolsäure *Ellagsäure*.

Das günstige Verhältnis von einfach ungesättigten (28 %) und mehrfach ungesättigten Fettsäuren (>60 %) hilft, den Cholesterinspiegel, insbesondere das »schlechte« LDL-Cholesterin, zu senken. Dieser Effekt wird auch durch die Ballaststoffe unterstützt.

Die mehrfach ungesättigte Omega-3-Fettsäure Linolensäure wirkt wahrscheinlich entzündungshemmend und antirheumatisch sowie Blutdruck senkend. Außerdem hat sie einen hemmenden Einfluss auf die Blutgerinnung und beugt so ebenfalls gegen Herz-Kreislauf-Erkrankungen vor.

Die *Ellagsäure* hat unter den Phenolsäuren die stärksten krebsvorbeugenden Eigenschaften. Sie kann die Aktivierung von Krebsvorstufen verhindern, bereits aktivierte Krebserreger, z.B. polyzyklische aromatische Kohlenwasserstoffe, binden und unschädlich machen sowie die DNA vor dem Andocken von Kanzerogenen schützen. Zudem stimuliert *Ellagsäure* die Aktivierung von Entgiftungsenzymen.

Einkauf

Frische Walnüsse in der Schale kommen im Spätherbst auf den Markt. Sie stammen zumeist aus den USA (Kalifornien). Helle Schalen deuten darauf hin, dass nach der Ernte Bleichmittel wie Natriumhyperchlorid eingesetzt wurden. Geschälte Nüsse werden oft mit Methylbromid, einem Pilzgift, behandelt. Bei Walnüssen aus ökologischem Anbau sind diese Behandlungen nicht erlaubt. Öko-Ware kommt überwiegend aus Europa, zum Beispiel aus Frankreich und Rumänien. Auf Wochenmärkten und in Gemüsegeschäften werden im Spätherbst auch vereinzelt Walnüsse aus Deutschland angeboten.

Lagerung und Verarbeitung

Walnüsse mit Schale sind mehrere Monate haltbar – deutlich länger als in geschältem Zustand. Zerkleinerte oder gemahlene Nüsse sollten hingegen rasch verbraucht werden, denn die einfach und mehrfach ungesättigten Fettsäuren sind sehr sauerstoffempfindlich (ranziger Geruch und Geschmack). Verschimmelte Nüsse können hochgiftige Aflatoxine enthalten und dürfen auf keinen Fall gegessen werden!

Rezept-Tipp
Walnussöl ist eines der teuersten pflanzlichen Öle. Der hohe Gehalt an einfach und mehrfach ungesättigten Fettsäuren macht es zu einem wertvollen Lebensmittel, das als »Tüpfelchen auf dem i« viele Gerichte verfeinert. Es sollte allerdings immer unerhitzt verwendet werden. Köstlich schmeckt Walnussöl in einem Dressing zu buntgemischten Blattsalaten. Auch zu geriebenem Sellerie oder Pastinaken passt das aromatische Öl gut. Walnüsse selbst geben Obstsalaten, Rotkohlsalat und Möhrensalat einen knackigen Biss. Dafür sollten sie grob gehackt werden. Zu Blauschimmelkäse und Birnen gesellen sich Walnüsse gern, beispielsweise in einem Bleichselleriesalat mit Gorgonzola- und Birnenwürfeln. Gebacken kommen Walnüsse im Walliser Nusskuchen groß heraus. Dafür werden die Nusshälften kurz in geschmolzener Butter, Honig und einem Schuss süßer Sahne geröstet und auf einem Mürbeteigboden gebacken.

Getreide

Botanik
Mit der Sesshaftwerdung des Menschen vor etwa 10 000 Jahren begann der gezielte Anbau von Getreide. Seit dieser Zeit bilden die nährstoffreichen Körner unsere Ernährungsgrundlage.

Unter dem Begriff Getreide werden bestimmte, einjährige Pflanzenarten zusammengefasst, die landwirtschaftlich kultiviert und deren einsamige Früchte (Körner) geerntet und verzehrt werden. Die sieben Hauptgetreidearten gehören zur Familie der Süßgräser.

Arten
Weizen, Roggen, Gerste, Hafer, Mais, Reis, Hirse (Süßgräser). Einkorn, Emmer und Kamut sind Urformen, Dinkel und Hart-

weizen Unterarten der Gattung Weizen. Im weiteren Sinne werden auch Buchweizen (Knöterichgewächse), Amarant (Fuchsschwanzgewächse) und Quinoa (Gänsefußgewächse) zu den Getreiden gezählt.

BAS

Ballaststoffe, Phytoöstrogene, Phytinsäure, Phenolsäuren, Phytosterine, Protease-Inhibitoren.

Gesundheitswirkungen

Beugen Krebs vor, schützen vor Arteriosklerose und Folgeerkrankungen (Herzinfarkt, Schlaganfall), regulieren den Blutzuckerspiegel, stärken das Immunsystem, senken den Cholesterinspiegel (Hafer), fördern die Verdauung.

Einkauf

Ganze Getreidekörner sowie zahlreiche Verarbeitungsprodukte sind jederzeit erhältlich. Neben den bekannten Getreideerzeugnissen wie Brot und Teigwaren gibt es, vor allem im Naturkosthandel und in Reformhäusern, eine Fülle von weiteren Produkten: Bulgur, Cous-Cous, Grieß, Getreideflocken, holzgedarrter Grünkern, Polenta, Popcorn-Mais usw. Außerdem eine große Auswahl verschiedener Reissorten, Müslis, Getreide- und Flockenmischungen.

Die meisten Verbraucher wissen inzwischen, dass Vollkorngetreide und daraus hergestellte Produkte deutlich mehr Nährstoffe enthalten als Produkte aus hellen Mehlsorten. Bei einem niedrigen Ausmahlungsgrad gehen wertvolle Vitamine, Mineralstoffe und Ballaststoffe, aber auch bioaktive Substanzen verloren. Diese befinden sich nämlich vor allem im Keimling und den Randschichten des Korns – beides wird bei hellem Mehl in unterschiedlichem Ausmaß entfernt. Dadurch ist es länger haltbar und besser den Bedürfnissen der Lebensmittelindustrie angepasst, nicht aber unserem Verdauungssystem.

Der Grad der Ausmahlung ist an der so genannten Typenzahl erkennbar: Je höher die Zahl, desto höher der Anteil der verbliebenen Nährstoffe. Den höchsten Nährstoffgehalt hat Vollkornmehl, den niedrigsten hat Weißmehl mit der Typenzahl 405.

Lagerung und Verarbeitung

Getreide ist bei trockener und kühler Lagerung einige Jahrtausende haltbar, wie Funde in ägyptischen Pyramiden eindrucksvoll belegen. Das gilt jedoch nur für ganze Körner: Alle verarbeiteten Produkte sollten relativ rasch verbraucht werden, insbesondere Mehl. Wenn möglich, sollte man sein Getreide selbst mahlen, und zwar kurz vor der Weiterverarbeitung, denn dann hat man die geringsten Nährstoffverluste.

Die eiweiß- und stärkereichen Getreideprodukte sind auch beliebte Nahrungsquelle für Motten, Mehlkäfer, Silberfischchen und andere Insekten. Hier helfen rascher Verbrauch sowie die Lagerung in verschließbaren Gläsern, die regelmäßig auf Schädlingsbefall kontrolliert werden.

Rezept-Tipp

Getreide ist bei uns vor allem als Brot, Kuchen und Nudeln beliebt. Ganze oder geschrotete Körner eignen sich jedoch auch wie Reis als Beilage, für Risottos, Bratlinge oder Auflaufmasse. Lecker schmecken beispielsweise ganze gekochte Hirse oder Haferkörner. Gegarter Buchweizen mit Sauerkraut, Äpfeln und saurer Sahne vermischt, ergibt einen köstlichen Auflauf. Gekochter Maisgrieß, auch Polenta genannt, ist in wenigen Minuten zubereitet und schmeckt gut zu einem Tomaten-Paprikagemüse oder mit Zucchini, Auberginen und Käse überbacken. Der etwas rauchig schmeckende Grünkern ergibt geschrotet und gekocht eine Grundlage für herzhafte Bratlinge und wird selbst von Fleischfans geliebt. Ein wunderbar sämiger Gemüseeintopf lässt sich aus geschroteter Gerste mit Möhren, Sellerie und Lauch zubereiten. Damit ganze oder geschrotete Getreidekörner gut vertragen werden, müssen sie ausreichend gegart sein. Am besten lässt man die Körner nach der Garzeit noch etwas nachquellen. Aus allen Getreidearten lassen sich auch knackige Sprossen ziehen. Lecker schmecken beispielsweise Roggen- und Gerstensprossen im Müsli, im Obstsalat oder in einer herzhaften Frischkost.

Beispiel: Weizen

Gesundheitswirkungen

Wichtigster sekundärer Pflanzenstoff im Weizen ist das Phytoöstrogen *Lignan*. Untersuchungen belegen, dass Menschen mit einem hohen Verzehr von Phytoöstrogenen ein niedrigeres Risiko für hormonbezogene Krebsarten wie Brust-, Gebärmutterschleimhaut- und Prostatakrebs haben.

Dieser antikanzerogene Effekt wird auch durch die im Weizen reichlich enthaltenen Ballaststoffe unterstützt. Aus zahlreichen epidemiologischen Studien ist bekannt, dass eine erhöhte Ballaststoffaufnahme aus Vollkornprodukten vor allem vor Dickdarmkrebs, aber auch vor anderen Krebsarten schützen kann.

Auch die Phytinsäure, die Protease-Inhibitoren sowie die Phytosterine beugen durch verschiedene Mechanismen Dickdarm- und anderen Tumorarten vor.

Unerhitztes Vollkorngetreide, wie Frischkornmüsli aus Weizen, sorgt für eine schonende Regulation des Blutzuckerspiegels. Das liegt daran, dass die in der Getreidestärke enthaltenen komplexen Kohlenhydrate sehr langsam zum Einfachzucker Glucose abgebaut und nur allmählich ins Blut abgegeben werden. Entsprechend langsam und gleichmäßig verläuft der Blutzuckeranstieg.

Die Phenolsäuren aus den Randschichten des Weizenkorns haben antioxidative Wirkungen und schützen so vor arteriosklerotischen Veränderungen der Blutgefäße und entsprechenden Folgeerkrankungen (Herzinfarkt, Schlaganfall).

Ballaststoffe aus Weizen und anderen Vollkorngetreiden sorgen für eine geregelte Verdauung und nebenbei auch noch für eine positive Beeinflussung der Dickdarmflora.

Die oft geäußerten Bedenken, dass Phytinsäure die Aufnahme verschiedener Mineralstoffe behindert, sind in der Praxis wohl ohne Bedeutung. Zwar bildet Phytinsäure mit einigen Mineralstoffen, wie Eisen, Zink, Magnesium und Kalzium, Komplexe, die vom Körper nicht aufgenommen werden können. Menschen, die sich ballaststoff- und damit auch phytinsäurereich ernähren, haben jedoch keine Mineralstoffmangelerscheinungen. Offensichtlich werden dem Körper durch eine obst-, gemüse- und getreidereiche Ernährung mehr Mineralstoffe zugeführt, als durch Phytinsäure gebunden werden.

Einkauf

Ganze Weizenkörner und viele verschiedene Weizenprodukte (Bulgur, Cous-Cous, Weizenflocken, usw.) gibt es im Bioladen und Reformhaus und einigen Supermärkten. Bevorzugen Sie Vollkornwaren, sie enthalten die meisten Nährstoffe und bioaktiven Substanzen.

Getreide aus Öko-Anbau ist nachweislich weniger mit Schadstoffen belastet als konventionelles. Außerdem kann Bio-Getreide mit mehr Trockensubstanz und einem geringeren Wassergehalt auftrumpfen als konventionelles Getreide, das mithilfe von löslichem Mineraldünger erzeugt wurde.

Lagerung und Verarbeitung

Für alle Getreideprodukte gilt: trocken und kühl lagern, verarbeitetes Getreide möglichst rasch verbrauchen und regelmäßig auf Schädlingsbefall kontrollieren.

Wer seinen Weizen selbst mit einer Getreidemühle mahlt, kann viel Geld sparen. Getreidesäcke zu 25 kg sind im Kilopreis deutlich günstiger als 1-kg-Päckchen oder fertiges Vollkornmehl.

Rezept-Tipp
Experimentieren Sie ruhig einmal mit den alten Weizensorten wie Einkorn, Emmer, Kamut und Dinkel, die in vielen Rezepten den Weizen ersetzen können. Ideal sind sie für feine Backwaren wie Kuchen, Baguette oder Ciabatta, denn sie ergeben ein besonders helles und luftiges Gebäck. Backwaren mit Vollkornmehl lassen sich genauso zubereiten wie solche aus hellem Mehl. Der Teig benötigt lediglich etwas mehr Flüssigkeit, weil die im Getreide enthaltenen Ballaststoffe aufquellen. Gemahlener Weizen eignet sich für alle Gerichte, in die sonst helles Mehl kommt, von Brot, Brötchen über Kuchenteige bis zu Pfannkuchen und zum Soßen binden. Lecker schmecken auch ganze gekochte oder gekeimte Weizenkörner als Salat zubereitet, beispielsweise mit gehackten Zwiebeln, sauren Gurken und Äpfeln kombiniert.

Einkaufskalender

Im Text wurde wiederholt darauf hingewiesen, dass Lebensmittel möglichst in der für sie typischen Erntesaison eingekauft und verzehrt werden sollten. Die Gründe sind einerseits, dass Pflanzen und Früchte optimal reifen können, mehr sekundäre Pflanzenstoffe enthalten und besser schmecken. Andererseits gibt es ökologische Gründe, da Lebensmittel aus der Region geringen Transportaufwand erfordern und somit Energie und Umwelt schonen.

Der folgende Kalender gibt die Hauptsaison für die wichtigsten pflanzlichen Lebensmittel in unserer Region an. Es zeigt sich, dass viele Produkte nur eine begrenzte Zeit Saison haben, eine ganze Reihe aber das ganze Jahr.

Die Hinweise im Text, ökologische Ergzeugnisse zu bevorzugen, beruhen auch auf gesundheitlichen und ökologischen Anliegen, da Bio-Lebensmittel weniger mit Schadstoffen belastet sind als konventionelle Produkte. Daher die Empfehlung, regionale und saisonale Lebensmittel zu verzehren.

Nahrungsmittel	Jan	Feb	März	Apr	Mai	Juni	Juli	Aug	Sept	Okt	Nov	Dez
Äpfel	++	++	++	+	+		+	+	++	++	++	++
Bleichsellerie				+	+	+	++	++	++	+		
Blumenkohl					+	+	++	++	++	++	+	
Brokkoli					+	+	++	++	++	++	+	
Brombeeren								++	++			
Erbsen					+	++	++	++	+			
Erdbeeren					+	++	++					
Fenchel						+	++	++	++	+	+	+
Sauerkraut	++	+	+	+						+	++	++
Grapefruit	++	+	+								++	++
Grüne Bohnen						+	++	++	++	+	+	
Grünkohl	++	+									+	++
Himbeeren						+	++	++	+			
Honigmelonen						++	++	++	++	++		
Ingwer	+	+	+	+	+	+	+	+	+	+	+	+
Johannisbeeren						++	++	+				
Karotten	++	++	++	+	+	+	++	++	++	++	++	++
Kartoffeln	+	+	+	+	+	+	+	+	+	+	+	+
Knoblauch	+	+	+	+	+	+	+	++	++	+	+	+
Knollensellerie	++	++	++	+	+			+	+	++	++	++
Kohlrabi				+	+	++	++	+	+	++	+	
Kürbis							+	++	++	++	++	+

Nahrungsmittel	Jan	Feb	März	Apr	Mai	Juni	Juli	Aug	Sept	Okt	Nov	Dez
Lauch	+	+	+				+	++	++	++	++	+
Mangold				+	+	++	++	++	++	++	+	
Paprika						++	++	++	++	++		
Petersilie	+	+	+	+	+	+	+	+	+	+	+	+
Pflaume							+	++	++	+		
Radieschen				+	++	++	++	+				
Rettich					++	++	++	++	++	++		
Rosenkohl	++	++	+								+	++
Rote Bete	+	+	+					+	++	++	++	++
Rotkohl	+	+	+	+				+	++	++	++	++
Pilze	+	+	+	+	+	+	+	+	+	+	+	+
Sauerkirsche						+	++	+				
Spinat			+	++	++	+	+	+	++	++	+	+
Steckrübe	+	+								++	++	++
Süßkirsche						++	++					
Tomaten					+	++	++	++	++	+	+	
Trauben							+	++	++	++	+	
Walnüsse	+	+	+	+	+	+	+	+	+	++	++	++
Wassermelonen						++	++	++	++	++		
Weißkohl	+	+	+	+			+	+	++	++	++	++
Wirsing	++	++	+	+			+	+	++	++	++	++
Zucchini					+	+	++	++	++	++	+	
Zwiebeln	+	+	+	+	+	+	+	+	+	+	+	+

Rezepte

Kürbisragout mit Linsensprossen

Für 4 Personen
Zubereitungszeit: ca. 40 Minuten

Tipp: Für die Linsensprossen 2 EL braune Linsen ca. 4 Tage vorher zum Keimen ansetzen.

Zutaten:
1 Zwiebel
1 EL Rapsöl, nativ
400 g Hokaido-Kürbis
150 g Möhre
1 Apfel
2 TL Curry
2 EL Kokosraspel, getrocknet
200 ml Gemüsebrühe
1 TL Ingwer, frisch gerieben
Meersalz
1 Prise Cayennepfeffer
1–2 TL Zitronensaft
2–3 EL Apfelsaft
50 g Linsensprossen
2 EL Kokoschips

Zubereitung:
- Zwiebel fein würfeln und in Rapsöl andünsten.
- Kürbis von Kernen befreien und mit der Schale in mittelgroße Würfel schneiden. Möhre und Apfel ebenfalls würfeln, mit dem Kürbis und dem Curry zu den Zwiebeln geben und kurz anschmoren. Gemüsebrühe und Kokosraspel dazugeben und ca. 15 Minuten köcheln lassen, bis das Gemüse weich ist.
- Das Ragout mit Ingwer, Salz, Cayennepfeffer, Zitronen- und Apfelsaft abschmecken.

- Linsensprossen untermischen und mit Kokoschips garniert servieren. Dazu schmeckt Reis oder Hirse lecker.

Curryhafer mit Gemüsestreifen

Für 4 Personen
Zubereitungszeit: ca. 50 Minuten

Zutaten:
200 g Nackthafer
1 EL Curry
400 ml Wasser
1 Zwiebel
300 g Möhren
300 g Kohlrabi
300 g Sellerie
1 EL Rapsöl, nativ
Kräutersalz, Pfeffer
1 EL Zitronensaft, frisch gepresst
2–3 EL Sojasoße
100 g saure Sahne

Zubereitung:
- Hafer in einem Topf ohne Fett darren, bis er anfängt zu duften. Curry zugeben, kurz mitrösten und mit Wasser ablöschen. 40 Minuten köcheln lassen, bis der Hafer weich ist. Mit Kräutersalz würzen.
- Zwiebel in Würfel und Möhren, Kohlrabi und Sellerie in Stifte schneiden. Rapsöl in einer großen Pfanne erhitzen. Zwiebeln darin andünsten und Gemüsestifte zugeben. Salzen und bei geschlossenem Deckel ca. 10–15 Minuten weich dünsten.
- Gegarten Hafer zu dem Gemüse geben und mit Kräutersalz, Pfeffer, Sojasoße und Zitronensaft abschmecken. Jeweils mit einem Klecks saurer Sahne servieren.

Spargel-Pilz-Pfanne mit Bärlauch

Für 4 Personen
Zubereitungszeit: ca. 30 Minuten

Tipp: Wenn Sie Bärlauch in der freien Natur sammeln, sollten Sie jeweils nur einige Blätter pro Pflanze ernten. Dann kann sich der Bärlauch bis zum nächsten Jahr wieder erholen.

Zutaten:
400 g grüner Spargel
350 g Vollkornspaghetti
1 Zwiebel
250 g Steinchampignons
1 EL Butterschmalz
Kräutersalz, Pfeffer, Paprikapulver
150 g Sahne
1 Bund Bärlauch

Zubereitung:

- Spargel schälen und in wenig Salzwasser gar kochen; anschließend in ca. 5 cm lange Stücke schneiden.
- Spaghetti in reichlich Salzwasser kochen.
- Zwiebel würfeln und Champignons in Viertel schneiden. Butterschmalz in einer großen Pfanne erhitzen und Zwiebel sowie Champignons darin andünsten. Mit Kräutersalz und Paprika würzen und bei geschlossenem Deckel ca. 10 Minuten garen. Spargel, Spaghetti und Sahne zu den Pilzen geben und mit Kräutersalz und Pfeffer abschmecken. Bärlauch in feine Streifen schneiden und unter die heiße Pilzpfanne rühren.

Grünkohl-Frischkost mit Meerrettichsoße

Für 4 Personen
Zubereitungszeit: ca. 20 Minuten

Zutaten:
100 g saure Sahne
1 EL Sonnenblumenöl, nativ
1–2 EL Apfelessig
1 EL Meerrettich, frisch gerieben oder aus dem Glas
20 g Apfel, gerieben
Meersalz, Pfeffer
150 g Grünkohl, junge Blätter
200 g Möhren
200 g Äpfel

Zubereitung:
- Saure Sahne mit Öl, Essig, geriebenem Meerrettich und Apfel verrühren, mit Salz und Pfeffer abschmecken.
- Grünkohl putzen, waschen und in feine Streifen schneiden. Möhren und Äpfel in dünne Stifte schneiden und zusammen mit dem Grünkohl unter die Soße mischen.

Spinatsalat mit Kürbiskernen und Paprika

Für 4 Personen
Zubereitungszeit: ca. 30 Minuten

Zutaten:
200 g frische Spinatblätter
100 g rote Paprikaschote
150 g Möhren
2 EL Kürbiskerne

für die Soße:
3 EL Olivenöl, nativ
3 EL Aceto Balsamico
1 Knoblauchzehe

1 TL Senf
Kräutersalz, Pfeffer

Zubereitung:

- Für die Soße Olivenöl, Aceto Balsamico, zerdrückte Knoblauchzehe und Senf miteinander verrühren und mit Kräutersalz und Pfeffer abschmecken.
- Kürbiskerne in einer Pfanne ohne Fett goldbraun rösten.
- Spinat putzen, waschen und abtropfen lassen.
- Paprika waschen, putzen und in Streifen schneiden.
- Möhre schälen und grob reiben; Spinatblätter in mundgerechte Stücke zupfen. Gemüse unter die Soße mengen und mit gerösteten Kürbiskernen bestreut servieren.

Gratinierte Sommerbeeren

Für 4 Personen
Zubereitungszeit: ca. 30 Minuten
Backzeit: ca. 20 Minuten

Zutaten:
650 g Beeren, z.B. Johannisbeeren, Himbeeren, Brombeeren
3 EL Honig
⅛ l Weißwein oder Apfelsaft
1 Zitrone, ausgepresst
1 Prise Vanille, gemahlen
Für den Guss:
40 g Weizenvollkornmehl
10 g Butter
1 Eigelb
150 g Quark
1 Eiweiß
1 Prise Meersalz
30 g Mandeln, gehobelt

Zubereitung:

- Beeren mit Agavendicksaft, Wein oder Apfelsaft, Zitronensaft und Vanille marinieren.
- Saft abgießen und auffangen. Beeren in eine gebutterte Auflaufform geben.
- Mehl trocken anrösten, mit aufgefangenem Obstsaft ablöschen und ca. 2 Minuten köcheln lassen. Butter in die heiße Masse einrühren und abkühlen lassen.
- Eigelb mit Quark verrühren und zur Soße geben. Eiweiß mit Meersalz steif schlagen und ebenfalls unter die Soße heben.
- Soße über den Beeren verteilen und mit Mandelblättchen bestreuen. Bei 200 °C 20–25 Minuten im Backofen gratinieren. Heiß oder kalt servieren.

Literatur

Dittrich, K., Leitzmann, C.: Bioaktive Substanzen. Trias, Stuttgart, 1996

Koerber, K.v., Männle, T., Leitzmann, C.: Vollwert-Ernährung. Konzeption einer zeitgemäßen Ernährungsweise. Haug, Stuttgart, 10. Aufl., 2003

Leitzmann, C. u.a.: Ernährung in Prävention und Therapie. Hippokrates, Stuttgart, 2. Aufl., 2003

Watzl, B.; Leitzmann, C.: Bioaktive Substanzen in Lebensmitteln. Hippokrates, Stuttgart, 2. Aufl, 1999

Watzl, B. u.a.: Verschiedene sekundäre Pflanzenstoffe. In: Ernährungs-Umschau 48 (2, 4, 6, 8, 10, 12), 2001 und 49 (4, 8, 12), 2002